三次元世界に生きる

―二次元から三次元を作り出す脳と眼―

淀川キリスト教病院眼科　雲井弥生　著

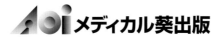

はじめに

　顕微鏡の二つの鏡筒からのぞくときに世界が二つに見えた経験はありませんか？　眼科で研修を始めたときに，細隙灯顕微鏡や手術用顕微鏡で，一つに見えるはずの像が常に二つに見えて苦しかった経験が私にはあります．手術助手のときには横に二つ並ぶ眼球像のうち一つに神経を集中させ，もう一つを無視して糸を切っていました．

　指導教官の指示で受けた両眼視機能検査（大型弱視鏡を使う検査や立体視検査）では正常でした．というのも日常生活では普通に両眼視できていましたから，「慣れてくれば一つに見えるよ」という言葉を支えに研修を続けましたが，半年経っても同じ状態でした．

　ところが，ある日突然「そのとき」が訪れました．いつものように細隙灯顕微鏡で診察していたときのこと，二つの眼球像がスーッと互いに近づいたかと思うと一つに融合しました．その瞬間，角膜がぐっと前方に迫り出す一方で虹彩はすっと後ろに下がり，前房が深い湖のように奥行きをもった場所へと変化しました．

　「二次元から三次元」への変化，それはまるで「有限から無限への跳躍」のように感じられました．

　$1+1=2$　ではなく　∞（無限大）

　私たちの脳と眼は，両眼の網膜に映る二次元の像だけを元に三次元の世界を再構築しています．そのしくみと不思議を紹介したいというのが本書の目的です．一目瞭然とまではいきませんが，見て理解していただけるよう多くのイラストを使っています．

　弱視・斜視診療に携わって三十数年になります．治療により両眼視が改善する例もある一方で，網膜異常対応や微小角斜視となる例もあります．それらの病態を考えるには，視覚や両眼視が正常に発達し機能するとはどういうことか，そのためになにが必要か，眼内だけでなく脳の中に立ち入らねばなりません．基礎研究の分野にまで範囲を広げたため不正確な部分があるかもしれません．ご指摘いただければ幸いです．参考文献として，理解を深めやすいよう，場合によっては原著ではなく著書や総説をあげていることをご了承ください．

　本書は「二次元から三次元を作り出す脳と眼」のタイトルで『あたらしい眼科』誌に連載（2016年6月～2018年5月）していただいたものに基づいています．

　連載の機会を与えてくださった木下　茂先生，編集やイラスト作成にご尽力くださったメディカル葵出版の山田　耕氏とスタッフの皆様に感謝申し上げます．

　これまでご指導いただいた多くの先生方，視能訓練士の方々，皆様に感謝申し上げます．

　拙書が，三次元世界や弱視・斜視分野への興味の入り口になれば，これほど嬉しいことはありません．

2018年12月

著　者

目　次

1. Titmus Stereo Test と 60 秒
2. 生理的複視とホロプター
3. 立体視・奥行き感覚と Panum 融像感覚圏
4. 生理的複視を利用した訓練
5. Random Dot Stereogram
6. 単眼の手がかり
7. 平面と立体・乳児内斜視
8. 輪郭を強調するしくみ
9. 神経節細胞の役割分担　投手 X と外野手 Y
10. 視覚情報処理の 2 つの経路
11. 後頭葉第一次視覚野の職人たち
12. 空間視と形態視の最終ステージ
13. 形態視の障害－失認，空間視の障害－失行
14. 網膜対応点と両眼視細胞（視差選択細胞）
15. 眼優位コラム
16. 眼優位コラムの形成と弱視
17. M 系と P 系の役割分担
18. 眼球運動の非対称性と M 系経路の発達
19. 視覚の進化と両眼視
20. 逆さめがね・視覚の三次元地図
21. 固視を安定させるしくみ
22. 視覚はよみがえる
23. 網膜異常対応・感覚適応
24. 立体視と生活・職業

1. Titmus Stereo Test と60秒

はじめに

私たちは情報の8割を視覚から得ている．自分の身体を原点に広がるX・Y・Z軸三次元の空間，それを認識するための情報は，両眼の網膜に映る二次元の像だけである．二次元から三次元を作り出す眼と脳のしくみについて考えていきたい．左右眼が別々に得た外界の情報を脳で統合し，単一の視的感覚としてとらえる働きのことを両眼視機能とよぶ．初回はそのもっとも高度な力である立体視について説明する．

Titmus Stereo Test

Titmus Stereo Test（TST）[1]は右側に大きなハエ（以下 fly）の絵，左側に二重円（以下 circle）4つからなる9組の表と，5匹の動物（以下 animal）からなる3組の表で構成される立体視検査である（図1）．絵の一部に水平方向のずれを作ることで，偏光眼鏡下にその部分が浮き上がって見えるしくみである．そのずれが視差（後述）となるが，大きいほど浮き上がりも大きく，小さいほど浮き上がりも小さく検出がむずかしい．検出できる最小の視差を調べて立体視力（stereoacuity）とする．視差は角度を用いて表す．角度は時計と同じ60進法である．

  1度＝60分（arc minutes）
  　　＝3,600秒（arc seconds）．

もっとも大きな視差はflyの羽先端部に認められ，3,552秒である．circle表では4つのcircleの1つに視差がつけてあり，表の左上から右下に進むほど800・400・200・140・100・80・60・50・40秒と小さくなる．animal表では5匹のうち1匹に視差がつけてあり，A・B・Cそれぞれ400・200・100秒である．検査はfly→animal→circle の順に浮き上がりを検出できるかを調べる．fly，A・B・C，9表すべて正答できれば fly（＋）3/3 9/9と表す．

立体視検査の機序

左右眼の網膜に別々の像を映すために，特殊なレンズや鏡筒などを使って入力を分けることを両眼分離とよぶ．TSTでは偏光板を用いて視覚入力を分離する．偏光板は結晶構造が同一方向に並ぶため，それと同じ方向に振動する光の波だけを通す性質をもつ（図2）．偏光板の向きが垂直のものは垂直方向に振動する光を通すが，水平方向に振動する光は通さない．たとえば偏光板の向きを，右眼鏡と右眼に映したい絵では垂直に，左眼鏡と左眼に映したい絵では水平にそろえることで両眼分離が可能となる（図3）．右眼で見える羽と左眼で見える羽を異なる点線で表す．羽の中央を点A_R，点A_Lとする．右眼でA_Rを固視するとき，眼位が正位であれば，両眼の中心窩はA_Rを向く．右眼中心窩F_RにはA_Rが映るが（A_R'），左眼中心窩F_LにはA_Rが映らず，A_LがF_Lよりわずかに耳側に映る（A_L'）．A_R'とA_L'は羽という同質図形の像の一部であるため，脳では2つの像を融合させようとする力（融像力）が働き，このときプレート面から羽が浮き上がって見える．被検者に横から羽をつ

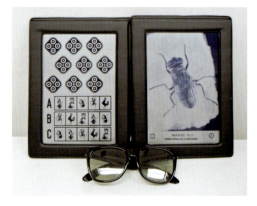

図1　Titmus Stereo Test
偏光板を用いて両眼分離する定量的立体視検査．両眼視機能のスクリーニングとして有用である．

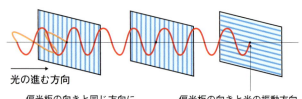

図2　偏光板
偏光板の向きと同じ方向に振動する光のみを通過させる．

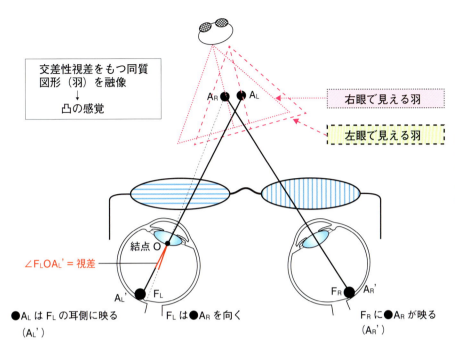

図 3 TST の機序
交差性視差を持つ同質図形（羽）を融像させると凸の感覚を生じる．
F_R：右眼中心窩
F_L：左眼中心窩．

かむよう指示し，プレート面から3cm以上離れてつかもうとする場合には立体視ありとし，fly（＋）と表す．プレートを直接触る場合には立体視なしとし，fly（－）と表す．このとき右下のR，左下のLの文字が同時に見えるかどうかを問う．同時に見えれば両眼視しているが，R・Lどちらか一方しか見えなければ単眼視あるいは交代視していると考える．

固視点より手前で右眼と左眼の視線（固視点と中心窩を結ぶ線）が交わるようなずれを交差性の視差とよぶ．交差性視差をもつ同質の像を融像させると凸の感覚を生じる．

＊交差性視差→凸の感覚

検査表を上下反転させると今度は絵が引っ込んで見える．右眼で見る絵が右側に，左眼で見る絵が左側にずれ，ずれの方向が逆になったためである．固視点より遠方で左右眼の視線が交わるようなずれを同側性視差とよび，融像させると凹の感覚を生じる．

＊同側性視差→凹の感覚

■ 視差（binocular disparity）

視差（binocular disparity）[2]の本質は**図3**の網膜上の距離F_L-A_L'である．この距離で視差を表すと正確だが，実際には測定困難のため，便宜上角度∠F_LOA_L'で代用する．点Oは結点とよばれる光学上の点で水晶体の後極にほぼ一致する．この点を通る光は屈折せずに進む．しかし角度∠F_LOA_L'を用いると，瞳孔間距離や検査距離によって距離F_L-A_L'が変動し，一定でないという問題がおきる．検査距離を40cmと一定に保つこと，瞳孔間距離の狭い小児ほど距離F_L-A_L'が短くなり，視差の検出がむずかしいことに注意が必要である．

正常両眼視機能をもつ人は40～60秒というわずかな視差を検出できる．60秒はcircle表では7番目，40秒は9番目である．逆に7/9以上正答できれば，正常両眼視をもつと考えてよい．TSTは両眼視機能のスクリーニングとして有用である．まれに両眼視不良でも素早い交代視で7/9以上正答できる例もあり，検査中の眼位の観察が大切である．小児では3～4歳で検査可能となり，5/9以上を正常とする．

両眼分離の方法として，赤緑眼鏡と赤・緑の絵を使うものもある．TNO Stereo Test や New Stereo Test などである．TNO Stereo Test において，赤レンズ下では緑レンズ下よりコントラスト低下が大きく，左右眼のコントラスト差を生じるという報告がある[3]．もともと左右差のある片眼弱視では影響を受けやすく，注意が必要である．

文　献

1) 勝海　修：立体視の検査．弱視・斜視のスタンダード（不二門　尚編），専門医のための眼科診療クオリファイ22，p109-121，中山書店，2014
2) Tychsen L：Binocular vision. In Adler's physiology of the eye (ed by Hart WM), p779-786, Mosby, St Louis, 1992
3) 矢ヶ崎悌二：立体視検査法の問題点．神眼 **23**：416-427, 2006

2. 生理的複視とホロプター

■ はじめに

私たちは見るだけで瞬時に自分と周囲の物体の位置関係をとらえることができる．このとき，物体が網膜のどこに映っているかを情報として使っている[1]．物体が網膜に映る部位からその空間内の位置を定めることを定位とよぶ．この方法は有効だが，ときに生理的複視や病的複視など実際の空間位置と解離した感覚を生むことがある．定位と複視の起こる機序について考える．

■ 生理的複視[1]

正面の机に青・黒・赤3本の鉛筆を手前から遠くに20 cm程度の間隔をあけて並べる（図1左上）．黒鉛筆を両眼で固視する（図1中央）．黒鉛筆は両眼の中心窩に映り，真正面にあると認識される（図1右）．これは当たり前のことのようだが，生後に的確な視覚刺激を受けて獲得した特性であり，この特性のために錯覚を起こすこともある．たとえば暗黒闇のなかで，ある人の眼の中心窩に点状の光を側方からあてても中心窩に映る限り真正面にあるように認識される．

＊中心窩に映る物体→真正面に認識される．中心窩は真正面の視方向をもつ．

黒鉛筆は正面にはっきり1本見えるが，前方の青鉛筆はぼんやりと2本に見える．片眼ずつ閉じてみると黒鉛筆の右側に見える青鉛筆は左眼の像で，左側に見えるのは右眼の像である．右眼の像と左眼の像が交差して反対側に見えるような複視を交差性複視とよぶ．

青鉛筆の像は中心窩より耳側の網膜に結像している．中心窩より耳側に映る像は真正面より鼻側に（右眼では左に，左眼では右に）存在するように感じられる．

＊中心窩より耳側に結像した物体→真正面より鼻側の位置に認識される．鼻側の視方向をもつ．

黒鉛筆を固視するとき，後方の赤鉛筆もぼんやりと2本に見えている．片眼ずつ閉じてみると，黒鉛筆の右側に見える赤鉛筆は右眼の像で，左側に見えるのは左眼の像で，青鉛筆とは見え方が逆である．右眼の像と左眼の像が交差せず同側に見えるような複視を同側性複視とよぶ．

赤鉛筆の像は中心窩より鼻側の網膜に結像している．中心窩より鼻側に映る像は真正面より耳側に（右眼では右に，左眼では左に）存在するように感じられる．

＊中心窩より鼻側に結像した物体→正面より耳側の位置に認識される．耳側の視方向をもつ．

注意深く観察すると，両眼で固視する物は1つに見えるが，そこより遠方あるいは近方に存在する物は実はすべて2つに見えていることがわかる．これが正常人にも感じられる生理的複視である．

■ 病的複視

病的複視の場合も機序は同じである．右外転神経麻痺

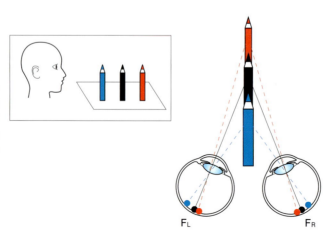

図1 生理的複視
両眼で固視する黒鉛筆は中心窩に映り，真正面の感覚を生じる．固視点より前方の青鉛筆は交差性複視，後方の赤鉛筆は同側性複視の感覚を生じる．

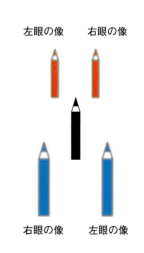

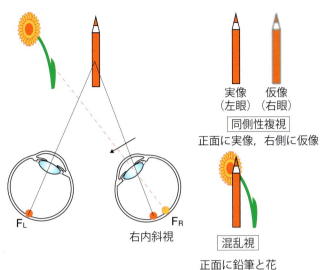

図2 病的複視と混乱視
右外転神経麻痺による続発性内斜視の場合．複視－正面に実像，右側に仮像の同側性複視を生じる．混乱視－患眼中心窩に映る花と健眼中心窩に映る鉛筆の像が重なる感覚を生じる．

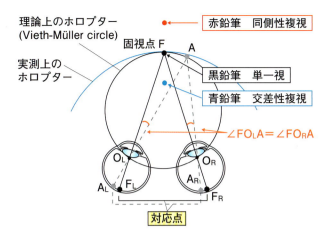

図3 ホロプター・Vieth-Müller circle
ホロプター・Vieth-Müller circle上の点は両眼網膜の対応点に結像し単一視される．実測すると円より扁平な弧となる．ホロプターから前後に大きく離れた点は両眼網膜の非対応点に結像するため，複視を生じる．

のために続発性内斜視となった状態を考える（図2）．正面の赤鉛筆を固視する．健眼である左眼中心窩に赤鉛筆が映り，実像として真正面に感じられる．右眼は内斜視であり，赤鉛筆は中心窩より鼻側網膜に映り，正面より耳側すなわち右側に仮像として感じられ，同側性複視を生じる．右眼の中心窩には視線の先にある花が映り真正面に感じられる．花と赤鉛筆が重なって見える．これを混乱視とよぶ．

■ ホロプター・Vieth-Müller circle[2]

ではどのような点は単一視され，どのような点が複視の感覚を生むのだろうか（図3）．点Fを固視するとき，Fは両眼中心窩にF_R・F_Lとして結像して1つに見える．点Fのわずかに右側の点Aは両眼中心窩から左方向に同じ量離れた点にA_R・A_Lとして結像してやはり1つに見える．

＊両眼中心窩を基準として同じ方向に同じ量離れた点のことを対応点とよぶ．左右の網膜を平行移動させ中心窩同士を重ねたときに重なり合うすべての点は対応点である．

両眼の対応点に結像する外界の点は単一視可能であり，それらの点の集合は1つの面を構成する．これをホロプター（horopter）とよぶ．1613年にAguiloniusが初めて用いた言葉でhorizon of visionを意味する．この概念を1818年にViethが，1840年にMüllerが発展させ，のちにVieth-Müller circleとよばれるようになった．実際には，固視点Fと両眼の結点O_RとO_Lを通る円となる．これが理論上のホロプターであり，幾何学的ホロプターとよばれる．点Aがこの円上にあるとき，∠FO_RAと∠FO_LAはどちらも弧FAの円周角で等しい．F_R-A_RとF_L-A_Lの長さも等しくA_RとA_Lは対応点となる．同様に考えて，円上のすべての点は両眼の対応点に結像し，単一視可能となる．被検者を使って実測すると，ホロプターは円より扁平な弧の形となる．これが実測上のホロプターであり，経験的ホロプターともよばれる．

図1の3本の鉛筆をこの図にあてはめると，黒鉛筆が固視点Fに，前方の青鉛筆はホロプターより前，後方の赤鉛筆はホロプターより後ろに位置する．青鉛筆・赤鉛筆とも両眼網膜の対応点ではない点（これを非対応点とよぶ）に結像するため，それぞれ交差性複視・同側性複視を生じる．青や赤の鉛筆は，黒鉛筆と同じように正面に存在するはずなのに正面ではない場所に2本に見える．いわば錯覚を起こしてしまう．それらの像が網膜の中心窩以外の部位に結像し，私たちの脳が「網膜に映った部位から物の空間内の位置を定める」という方法を用いているからである．

文　献

1) 粟屋　忍：複視．視能矯正学，改訂第2版（丸尾敏夫・粟屋忍編），p196-201，金原出版，1998
2) Tychsen L：Binocular Vision. In Adler's physiology of the Eye (ed by Hart WM), Mosby, St Louis, p773-779, 1992

3. 立体視・奥行き感覚とPanum融像感覚圏

■ はじめに

ホロプター上の物体の両眼視差は0である．その前方では交差性視差，後方では同側性視差を生じる．視差が小さくPanum融像感覚圏内であれば凸や凹など立体感や奥行き感覚（depth perception）を生み，視差が大きく圏外であれば複視を生む．交差性視差刺激により誘発される輻湊運動は，その開始時に立体感や奥行き感覚を伴わないことがわかっている．脳は私たちの意識下でホロプターと視差を敏感に検出して利用している．

■ 立体視（stereopsis）とPanum融像感覚圏

前回は，①ホロプター上の点は両眼網膜の対応点に結像し単一視されること，②ホロプターから前後に大きくはずれた点は，両眼網膜の非対応点に結像するため，複視の感覚を生じることを述べた．ホロプターに近接する点は，たとえ両眼の非対応点に結像しても融像により凸や凹の立体視につながることを今回追加して述べる．

＊ホロプター前後に広がる両眼で単一視可能な領域のことをPanum融像感覚圏[1]とよぶ．

＊融像とは，両眼網膜に映る同質の像を中枢で融合させて単一の像として認識することである．

Panum融像感覚圏は固視点近くで狭く，周辺視野に行くほど広くなる．視覚情報は視細胞→双極細胞→神経節細胞→視神経→視交叉→外側膝状体→後頭葉第1次視覚野へと伝達される．融像感覚圏の広さが固視点と周辺視野で異なるのは，中心窩では1つの神経節細胞が1つの視細胞に対応するのに対して，周辺網膜では1つの神経節細胞が多数の視細胞に対応しているためである．

■ 立体視の機序

Panum融像感覚圏について具体的に考える（図1, 2）[2]．
花の中心Fを固視する．花より手前にある葉の先端AがPanum融像感覚圏の前端に位置すると仮定する．これより前方では複視を生じる．点Aの結像点を右眼では点A_R，左眼では点A_Lとする．点A_Rと点Aを通る直線とホロプターとの交点を点A'とする．点A'の右眼での結像点A'_Rは点A_Rに一致し，左眼での結像点A'_LはA_Lより鼻側にある．A'はホロプター上の点なのでA'_RとA'_Lは対応点であり，F_R-A'_R＝F_L-A'_Lである．

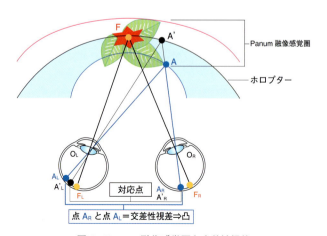

図1 Panum融像感覚圏と交差性視差
葉の先端AはPanum融像感覚圏の前端に位置する．網膜上の点A_Rと点A_Lは交差性視差をもち，融像により凸の感覚となる．

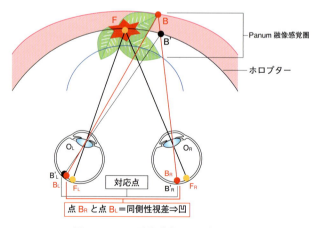

図2 Panum融像感覚圏と同側性視差
葉の先端BはPanum融像感覚圏の後端に位置する．網膜上の点B_Rと点B_Lは同側性視差をもち，融像により凹の感覚となる．

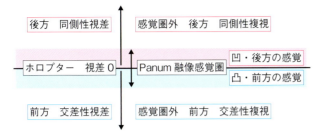

図3 ホロプターと立体視・複視の関係
ホロプター上の点の視差は0である．前方の点は交差性視差を生じ，Panum融像感覚圏内では凸の感覚，圏外では交差性複視の感覚となる．後方の点は同側性視差を生じ，Panum感覚圏内では凹の感覚，圏外では同側性複視の感覚となる．

A_L は A'_L より耳側にずれているので $F_R-A_R < F_L-A_L$ となり，交差性視差をもつ．A_R と A_L を融像させると凸の感覚となる（交差性視差→凸の感覚．6月号連載①参照）．葉の先端 A は花中心 F より手前に突出しているように見える．

＊網膜像が耳側にずれる＝交差性視差 → 凸の感覚

図2では花よりも後方にある葉の先端 B が Panum 融像感覚圏の後端に位置すると仮定する．これより後方では複視を生ずる．点 B の網膜での結像点を右眼では点 B_R，左眼では点 B_L とする．点 B_R と点 B を通る直線とホロプターとの交点を点 B' とする．点 B' の右眼の結像点 B'_R は B_R に一致し，左眼での結像点 B'_L は B_L より耳側にある．B' はホロプター上の点なので B'_R と B'_L は対応点であり，$F_R-B'_R=F_L-B'_L$ である．B_L は B'_L より鼻側にずれているので $F_R-B_R > F_L-B_L$ となり，同側性視差をもつ．B_R と B_L を融像させると凹の感覚となる．葉の先端 B は花中心 F より後方に引っ込んで見える．

＊網膜像が鼻側にずれる＝同側性視差 → 凹の感覚

このように非対応点に結像しても，そのずれが小さく Panum 融像感覚圏内であれば，融像により凸や凹の感覚となる．Panum 融像感覚圏は立体視や奥行き感覚を生み出すのに重要な役目を果たしている．奥行き感覚を遠近感と言い換えることもできるが，英語の depth perception に対応して前者を使っている．

■ 生物は視差を情報として使う

図3にまとめる．ホロプター上の点は両眼網膜の対応点に結像し，視差をもたない．すなわち視差0であり単一視される．ホロプターより手前に存在する物は交差性視差を生じる．この場合に融像感覚圏内では融像により凸や前方の感覚を生み，圏外では融像困難となり交差性複視の感覚を生む．ホロプターより後ろに存在する物は同側性視差を生じる．融像感覚圏内では凹や後方の感覚を生み，圏外では同側性複視を生む．

いずれ詳述するが，後頭葉第1次視覚野には，両眼視差が0のときに強く反応する細胞や逆に反応が抑制される細胞，交差性視差刺激に対して強く反応する細胞，同側性視差刺激に対して強く反応する細胞が存在するとネコやサルを使った実験で報告されている[2]．

また，輻湊についての研究から，交差性視差刺激により誘発される輻湊運動は，その開始時に立体感や奥行き感覚を伴わないことがわかっている[3]．つまり私たちが視差を立体感や奥行き感覚としてとらえていない段階で，脳はそれを検出して利用しているのである．カエルやカマキリなどの下等な生物の眼には輻湊運動は認められないが，両眼視差自体を使って虫との距離を測り捕食することがわかっている[4]．

「なにが見えるか」に注意を向ける私たちの意識下で，脳は確実にホロプターをとらえ視差を計算している．

文　献

1) 粟屋　忍：両眼視の発達とその障害．視能矯正学改訂第2版（丸尾敏夫，粟屋　忍編），p190-201，金原出版，1998
2) Tychsen L：Normal adult psychophysics. In Adler's physiology of the eye (ed by Hart WM), p773-802, Mosby, St Louis, 1992
3) 高木峰夫，阿部春樹，板東武彦：近見反応．動物とヒトでの生理学的解析から．神眼 **21**：265-279, 2004
4) 鈴木光太郎：奥行きをとらえる．動物は世界をどう見るか．p193-218, 新曜社，1995

☆　　　　　☆　　　　　☆

4. 生理的複視を利用した訓練

■ はじめに

　生理的複視を両眼視の訓練に利用できる．両眼で固視する物は1つに見え，その前後の物は2つに見えるという性質を使い，両眼で正しく視標をとらえているか確認しながら練習する．おもに外斜視の輻湊訓練[1]に用いるが，内斜視の両眼視訓練としても有効である．

■ 紙を使う二次元での輻湊訓練（図1）

　A4の紙の中央に折れ線を作り，それに沿って線を引く．直線上に10cm間隔に直径1cmの●を3つ書き，遠方からA・B・Cとする．眼の高さに掲げてAを固視するとB・Cが2つずつ見える（**図1左**）．B・Cは耳側網膜に映り交差性複視を生じる．網膜に結像する位置が中心窩から遠いほど，正面から鼻側に離れた場所に見える．中央の直線はAを交点にして手前になるほど開く2本の直線のように見える．逆にこのように見えれば，両眼がAを固視している＝両眼の中心窩がAをとらえているといえる．視線をBに移す（**図1中央**）．前後のA・Cが2つずつ見える．Aは固視点より後方にあるた

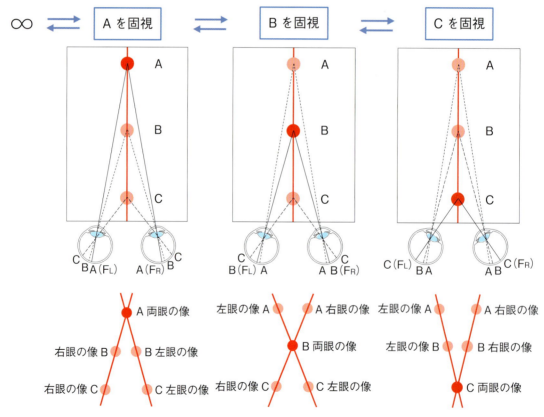

図1　紙を使う二次元での輻湊訓練

8

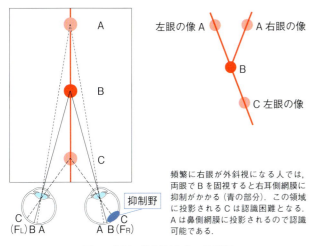

図2 右眼に抑制野をもつ外斜視

め同側性複視を，一方Cは交差性複視を生じる．直線はBを交点に前後にX型に見える．Cを固視する（**図1右**）．後方のA・Bが2つずつ見え，どちらも同側性複視である．直線はCを交点に後方に開く2本の直線に見える．このようにして，無限遠∞→A→B→C→B→A→無限遠∞と固視点を移動させることで輻湊と開散の練習ができる．外斜視の輻湊訓練に使う．正面から近づく鉛筆を両眼で注視する訓練との違いは，両眼で視標を固視できているか確認できる点である．

■ 外斜視の患者

間欠性外斜視の患者では，顕性の外斜視と外斜位が混在している．たとえば右眼が外斜視のとき，正面の点Fは左眼中心窩と右眼耳側網膜に結像する（点Fが右眼網膜に結像する部分を道づれ領とよぶ．固視眼で見た物体が斜視眼網膜に結像する領域のことである）．正常人に突然右眼外斜視が起こると交差性複視を感じる．また，左右の中心窩に異なる像が映るため混乱視を感じる（第2回参照）．しかし，右外斜視の頻繁に起こる人では，自身にとって有益ではない複視や混乱視の現象を弱めるため，斜視眼の道づれ領や中心窩に映る視覚情報を中枢で認識しないようになっている．これが抑制である[2]．抑制のかかる領域を抑制野とよぶ．抑制野は初期は部分的であるが，徐々に耳側網膜に広がる．同じ理由から内斜視では抑制野は鼻側網膜に広がる．外斜視では耳側網膜が関与する交差性複視，内斜視では鼻側網膜の関与する同側性複視の認識が困難になる．

右眼の耳側網膜に抑制野をもつ外斜視について考える（**図2**）．図では顕性斜視がなく両眼でBを固視している．Aは右眼の鼻側網膜に映るので認識可能だが，Cは抑制野内に投影され認識できない＊．左眼を閉じ右眼でCを確認するなど留意して輻湊練習をする．練習方法を理解して訓練できるのは文献的には6歳以降である．

＊間欠性外斜視で抑制が起こるのは外斜視のときとされているが，多くの例で顕性斜視がなくても生理的複視の抑制が認められると報告されている．

■ ビーズを使う三次元での眼球運動訓練

アメリカの神経生物学者スーザン・ハリーは，48歳を目前に緻密な視能訓練を初めて受け，1年かけて両眼視・立体視を獲得していった．彼女は生後3カ月で内斜視を発症し2・3・7歳で斜視手術を受けるも両眼視はむずかしく，交代視の状態で対処していたのだ．その視覚体験を記した本で，生理的複視を認知して両眼をコントロールできるようになったのが両眼視獲得の重要なステップであったと述べている[3]．直径1cmのビーズを通した長さ1.5mのひもの片端をドアノブに結び，もう片端を鼻筋にあてて最初は眼前数cmにあるビーズを固視して，ひもがビーズを交点にX型に2本に見える感覚をつかむ．ビーズが2つに見えるときは固視点がずれているので1つに見えるよう視線を動かす．ビーズを前後に移動させて固視することで輻湊と開散運動を行い，両眼を協調させる感覚を覚える．実際に試してみると紙を使う訓練より三次元空間内で行うため日常視に近く，ビーズやひもが2つに見える感覚をとらえやすい．外斜視の輻湊訓練だけでなく，視線や眼位を保ちにくい内斜視患者が「自分の眼がどこを見ているのかを把握して眼位を整える」ための訓練としても活用できる．

文　　献

1) 深井小久子：斜視の視能矯正―融像訓練と輻湊訓練．斜視診療の実際（丸尾敏夫編），眼科診療プラクティス4，p182-186，文光堂，1993
2) 矢ヶ崎悌二：複視と抑制．弱視・斜視のスタンダード（不二門　尚編），専門医のための眼科診療クオリファイ22，p41-46，中山書店，2014
3) スーザン・バリー：あいだの空間．視覚はよみがえる，p129-148，筑摩書房，2010

5. Random Dot Stereogram

■ はじめに

Random Dot Stereogram (RDS) は片眼では白黒の点の集合にしか見えないが，両眼視すると立体が浮き上がる立体視画像である．1960年 Julesz（ユレシュ）により発表された[1]．当時，立体視は「左右眼から届いた情報をもとに脳がまず形の情報処理を行い，その形を左右で照らし合わせて視差を検出することにより成立する」と考えられていた．RDS はそれをくつがえす発明だった．

■ 単眼の手がかりを持たない立体視検査

連載①で紹介した Titmus Stereo Test は，眼科でもっとも一般的な立体視検査である．患者が両眼での立体感覚をもつか，斜視や弱視の治療前後で立体視が改善するかを判定でき，小児にも使える簡便な検査だが，偽陽性の問題がある．視差のある図形を凸として認識できなくても視差のない図形と区別できたり，左右眼ですばやく交代視することで視差のある図形を見つけたりする偽陽性例の判定がむずかしいのである．Titmus Stereo Test では単眼の手がかりを100％排除できない．

＊単眼のみで得られる視覚情報のうち，立体感や奥行き感覚の把握に有用なものを単眼の手がかり（monocular cue）とよぶ．

1960年ユレシュは単眼の手がかりをもたない立体視

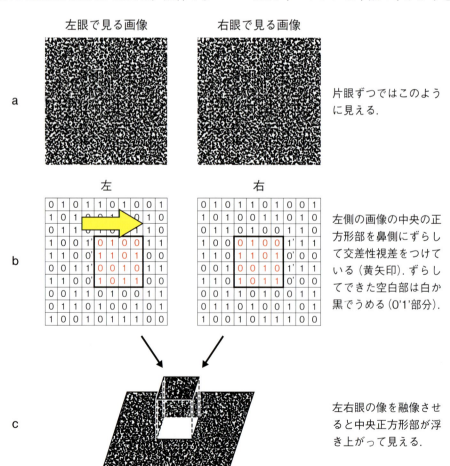

図1 Random Dot Stereogram の原理

a 片眼ずつではこのように見える．

b 左側の画像の中央の正方形部を鼻側にずらして交差性視差をつけている（黄矢印）．ずらしてできた空白部は白か黒でうめる（0'1'部分）．

c 左右眼の像を融像させると中央正方形部が浮き上がって見える．

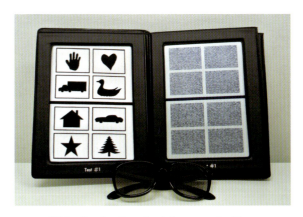

図 2 Randot Preschool Stereoacuity Test

表 1 RDS の種類

RDS の種類	検出できる能力
静止画の RDS	静的立体視 (static stereopsis) 静的奥行き感覚 (static depth perception)
動画の RDS (dynamic RDS)	動的立体視 (motion stereopsis) 奥行き運動知覚 (motion-in-depth perception)

検査を発表した．RDS である．コンピューターを使って画面の構成点 1 点 1 点について黒か白かを無作為に決定して 2 枚の同じ画像を作る．どちらか片方の画像の一部を鼻側にずらし，交差性視差をつける（**図 1b**）．ここでは左側の画像の中央正方形部を鼻側にずらしている．両眼で見ると視差をつけた部分が浮き出して見える（**図 1c**）．単眼では白黒の点が見えるだけで形の情報はなく，見る人の先入観の影響を受けない（**図 1a**）．

■ 立体視に新しい考え方をもたらした RDS

RDS の発表は当時画期的なものだった．それまで，両眼で見るとは，左右の眼から別々に届いた網膜像から，どんな形や色をした像かを脳がとらえ，そのあとで両方の像を照らし合わせて統合すると考えられていたからである．言いかえると，形の情報処理が終わってから，左右像の照合と視差の検出など，立体視情報の処理に移るとされていたのだ．Titmus Stereo Test であれば，左右の網膜に映るハエの情報が脳に届き，その形がとらえられ，2 個のハエがほぼ同じ形で同じ色の同質図形であるから，それらを重ね合わせて視差検出を行い，視差のある部分が浮き上がるという具合に．RDS は，2 枚の画像の中に形や色など具体的な手がかりがなくても，両眼網膜の対応点 1 点 1 点に映る情報のみから，脳が視差を検出して立体感覚を作ることを示している[2]．

外来で見かける Randot Preschool Stereoacuity Test はその一つである（**図 2**）．偏光眼鏡をかけて右頁の絵を見ると，左頁で示すような図形が異なる配列で浮かびあがり，相当する図形を選ぶようになっている．800 秒から 40 秒までの視差の検査が可能である．偏光眼鏡をかけると E の文字が浮かび上がる Random Dot E Test もある．赤と緑の点で構成され，赤緑眼鏡をかけて見る TNO Stereo Test も random dot の原理を使っている．赤レンズ下では緑レンズ下よりコントラスト低下が大き

く，左右のコントラストの差を生じるので，片眼弱視など左右差のある患者では影響を受けやすい（連載①参照）．これらは静止画を用いた静的立体視検査である．

■ 静的立体視と動的立体視

画像の一部につける視差の量を経時的に増やしていくことで徐々に浮き上がる，あるいは引っ込むような動きのある立体視刺激を作ることもできる．これを dynamic RDS とよぶ．動的な視覚刺激を用いるのでこちらは動的立体視検査とされる（**表 1**）．

内斜視があり，静的立体視検査では立体視（−）とされる患者の中に動的立体視検査では（＋）の例があると報告されている[3,4]※註．静的，動的視覚刺激に対する反応の違いは，視覚情報処理の二つの経路の存在を示唆しているが，この大きな課題についてはこれからしっかり説明していきたい．

※註）dynamic RDS では視差が量的に変化するだけでなく，刺激が網膜上を動く速度や方向に両眼間で差が生じる．そのため RDS の刺激方法によっては，患者が検出しているのは視差ではなく両眼間の速度差であると考えられる．厳密な意味での立体視と区別して奥行き運動知覚 motion-in-depth perception という言葉を使う論文もある[4]．

文　献

1) Julesz B：Binocular depth perception of computer-generated patterns. *Bell Syst Tech J* **39**：1125-1162, 1960
2) 藤田一郎：第 6 章　二つの目で見る．「見る」とはどういうことか―脳と心の関係をさぐる, p156-199, 化学同人, 2007
3) Fujikado T, Hosohata J, Ohmi G et al：Use of dynamic and colored stereogram to measure stereopsis in strabismic patients. *Jpn J Ophthalmol* **42**：101-107, 1998
4) Maeda M, Sato M, Ohmura T et al：Binocular depth-from-motion in infantile and late-onset esotropia patients with poor stereopsis. *Invest Ophthalmol Vis Sci* **40**：3031-3036, 1999

6. 単眼の手がかり

■ はじめに

正常両眼視をもつ人が片眼を遮閉すると，日常の簡単な動作でもむずかしくなる．一方で，恒常性の斜視があり，眼科で行う両眼視機能検査の結果は不良でも，それほど不自由なく日常生活を送っている人がいる．これには二つの理由が考えられる．①両眼で得られる遠近感・奥行き感覚以外のなんらかの情報で見え方を補っている．②通常の立体視検査，いわゆる静的立体視検査では（−）だが，動きを伴う動的立体視検査では（＋）で，なんらかの両眼視をもっている．この項では①について述べる．

■ 単眼の手がかり（monocular cue）

両眼で遠近感・奥行き感覚をつかむのは脳の高度な力であるが，物の大きさ・輪郭・影などの情報から単眼でも遠近感・奥行き感覚をつかむことができる．これらの情報を単眼の手がかりとよぶ[1]．代表的なものを紹介する．

■ 絵画的手がかり

絵画や写真などでも奥行きを作り出すために利用されている．

　①大きさ（図 1a，b）

同じ大きさの物であれば近くにあるほど大きく，遠く

a. 大きさ・輪郭
・同じ大きさの物は小さく見えるほど遠くに，大きく見えるほど近くにある．（樹木・車）
・道路は狭く見えるほど遠くに，太く見えるほど近くにある．
・輪郭の完全な物ほど前方にある．右の家が左の家より前方にある．車は家より前方にある．

b. 大きさ
・同じ大きさの物ならば，小さく見えるほど遠くにあるように感じる．
・遠くにあるのに大きさが変わらないと，より大きく感じる．

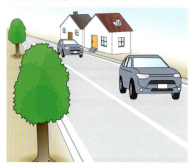

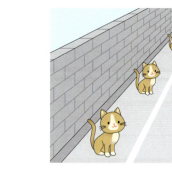 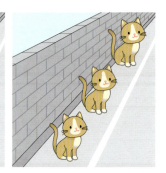

c. 影
・ボール 2 はボール 1 より高く浮くように見える．
・ボール 3 はボール 2 より奥にあり，2 より低く浮くように見える．

d. テクスチャー勾配
・碁盤模様の底面と垂直面がテクスチャー勾配を作り出している．

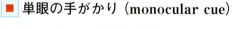

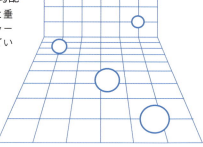

図 1　単眼の手がかり

にあるほど小さく見えることを利用して，物との距離をつかむ．網膜に映る像は，物の実際の大きさに比例し，距離に反比例することによる．

　網膜像　∞　物の大きさ／距離

　図1aで車・樹木は，近いほど網膜に映る像が大きいので大きく見える．遠く離れれば網膜像は小さくなり小さく見える．自分の感覚で把握している物の大きさを基準にして，網膜像の大きさから距離を推測できる．車・樹木が豆粒ほど小さく見えれば，かなり遠くにあることがわかる．まっすぐ延びる道では，手前ほど幅が広く，遠ざかるほど幅は狭く見えるので，見え方から道がどれほど遠くまで延びているか推測できる．

　図1b左図では上方ほど幅の狭くなる道と塀，段階的に小さくなるネコという単眼の手がかりから，遠くに延びる道沿いに座る3匹のネコと脳はとらえる．右図では3匹のネコの像の大きさは同じであり，道や塀の手がかりと一致しないため，遠くにいるネコほどより大きく感じられる．単眼の手がかりから脳内で構築される三次元空間にそぐわない情報があると判断を誤るように作用する．

　②輪郭（図1a）

　輪郭の完全な物ほど前方にある．家が2軒並んでいる．右側の家の輪郭は完全だが，左側の家の輪郭は右側の家によって一部遮られている．右側の家が前方にあり，左側の家が後方にあることがわかる．左側の家は，車により輪郭の一部が遮られ，車が家より前方にある．

　③影（図1c）

　ほとんどの場合に光は上から注ぎ，物体の下方が暗くなったり，地面に影を作ったりする．物体自身の陰，それが地面や床に作る影は，三次元的な形や地面からの距離や奥行きの情報を与えてくれる．

　④テクスチャー勾配（texture gradient）（図1d）

　テクスチャー（texture）とは，布の織りかたや生地の手触り感・触覚的あるいは視覚的な表面の感じ，材質からくる感じやきめを表す言葉である．視覚科学では，表面の凹凸やパターン模様の繰り返しなども含め，やや広い意味で使われる．同じ大きさの物が均等の間隔で前後左右に並ぶとき，遠く離れるほど物は小さく間隔も狭くなっていくように見える．これをテクスチャー勾配とよぶ[2]．図1dは碁盤模様のテクスチャー勾配が奥行き感覚を作り出し，ボールの遠近感を強めている．

■ 運動の手がかり

　網膜に映る物体の像の動きから得られる情報である．

　・運動視差（motion parallax）[2]

　顔を水平に動かして眼の位置が移動するとき，網膜に

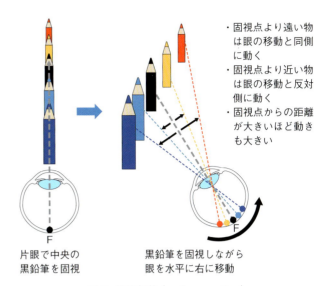

図2　運動視差（motion parallax）

映る像も移動する．前後で起こる網膜像の変化を使って単眼でも奥行き感をつかむことができる．眼の移動前後の網膜像のずれを運動視差とよぶ．電車の窓から外の景色を見るときにも運動視差が生じるが，ここでは身近に体験できる例をあげる（図2）．

　左眼を遮閉して右眼で見るときに5本の鉛筆が前後一直線に並んでいるとする．中央の鉛筆を固視しながら顔を右側に平行移動させる．右眼も右側に移動する．固視点より遠方の鉛筆は移動と同側の右に動く．遠くにある鉛筆ほど大きく動く．固視点より近くの鉛筆は反対側の左に動く．動きが大きいほど固視点との距離が大きいと判断できる．網膜像が中心窩から動くためである．

■ おわりに

　これらの「単眼の手がかり」を私たちはほとんど無意識に，まるで生来もっていた力のように使っているが，実は生後獲得した力である．先天性白内障や角膜混濁など中間透光体の異常で視覚を遮断された状態で育ち，大人になってから光が網膜に届くよう手術を受けた人々を対象に行った1980年代の研究記録がある[3]．これを読むと，「単眼の手がかり」も平面的あるいは立体的な形をとらえる視覚能力と同じように後天的に獲得されたものであることがわかる．

文　　献

1) 藤田一郎：片目だってなかなかやる．脳がつくる3D世界．立体視のなぞとしくみ，p28-64，化学同人，2015
2) 鈴木光太郎：奥行きをとらえる．動物は世界をどう見るか，p193-214，新曜社，1995
3) 鳥居修晃・望月登志子：視知覚の形成1　開眼手術後の定位と弁別．培風館，1992

7. 平面と立体・乳児内斜視

■ はじめに

両眼視差による立体の認識には，平面を正しく認識することが必要である．両眼視差が0となる基準面（ホロプター）を定め，これをもとに視差を検出することで立体視が可能となる．両眼視の観点から本態性乳児内斜視の病状と治療について考える．

■ 平面と立体

眼前に白い画用紙いっぱいに描かれた空飛ぶアンパンマンのイラストがあり，胸についた黄色の円形マークを両眼で固視しているとする．黄色い円は両眼の中心窩に，アンパンマン全身は網膜全体に映り，左右眼の像は融像*により平面的な絵として認識される．

　＊融像とは，両眼網膜に映る同質の図形を中枢で融合させて単一の像として認識することである．

正しく融像するためには，像が両眼の網膜に①鮮明に，②同じ大きさで，③中心窩を基準として同じ場所に同じ物が映っていることが必要である．それぞれを満たす条件として，①には白内障や角膜混濁など中間透光体の混濁がないこと，屈折異常や不同視がないこと，②には不同視により不等像視*のないこと，③には斜視のないことがあげられる．

　＊不等像視とは，左右の網膜像の大きさに差が生じることで，7％を超えると両眼単一視不能となる．

融像は周辺融像と中心融像に分けられる．周辺融像とは両眼の周辺網膜に映る像を融像することであり，アンパンマン全身像がこれにあたる．中心融像とは両眼中心窩に映る像を融像することで，胸の黄色マークがこれにあたる．左右眼の像がまったく同じとき，両眼視差は0で平面的な絵と認識される．視差0となる点の集合がホロプターであり，白い画用紙がこれにあたる．この面を基準にして，仮に絵の一部に交差性視差や同側性視差があれば，凸凹など立体視の認識が可能となる．平面は基本問題，立体は応用問題である（連載②③参照）．視覚の発育期には，周辺融像から中心融像へ，大まかな立体視（480～3,000秒）から精密な立体視（60秒未満）の可能な状態へと発達していく．中心融像可能＝精密立体視可能＝正常両眼視と考えられ，立体視検査から両眼視の状態を判断できる．

60秒未満の小さな視差を検出するには，まず60秒より高い精度で眼位を整える必要がある．そのためには，中心窩に映る像の感覚的な融像だけでなく，正しい位置に両眼を動かす運動性融像の力が必要となる．

正常両眼視をもつ大人でも①②③を妨げる要因があると両眼視が困難になるが，発育途上で同じことが起こると，視力や両眼視の発育まで阻害される．①②③を満たす視覚刺激が両眼から後頭葉に伝えられることで，後頭葉第一次視覚野（以下，V1）やそれより上位の中枢に存在する両眼視細胞が正しく育つ．両眼視細胞とは両眼からの情報を統合する細胞で，視覚情報が網膜→外側膝状体へと進むなか，V1で初めて登場する．①②③の一つでも異常をきたし正しい視覚刺激が届かないと，片眼からの刺激にしか反応しないなど，両眼の情報を統合できなくなってしまう．

■ 本態性乳児内斜視

本態性乳児内斜視は，生まれてから半年までの間に大角度の内斜視を起こす病気であり，治療をしないと両眼視機能が育たない．図1に示すような特徴をもつ[1]．

この病気に対して斜視手術が初めて行われたのは1950年代後半である．乳幼児の手術には全身麻酔が必要だが，麻酔方法の進歩や手術自体の進歩によって可能となり，世界中で多くの手術が行われた．1980年代に入り，2歳までの手術は両眼視機能の獲得に有効であると確認された．手術で眼位を整え，両眼で同じ像を見ることによって，V1にある両眼視細胞が育つことがわかったのもこの頃である．本態性乳児内斜視に対して2歳までに手術を行うことが長らく治療の基準となっていた．しかし，手術をして経過良好でも，周辺融像しか得

①生後6カ月以内の発症

②大きな斜視角・変動は少ない

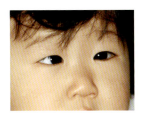

③見かけ上の外転制限（人形の眼試験は正常）

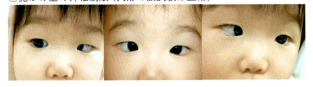

④交差固視
内転眼で正中越しに反対側を見る．
（左方視は右眼で，右方視は左眼で）

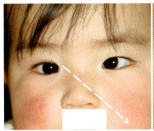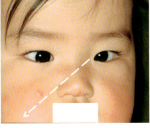

⑤上下偏位や眼振の合併が多い
下斜筋過動症

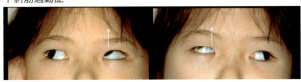

交代性上斜位：視覚入力の減少により上斜

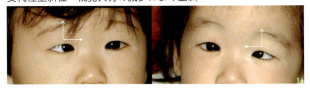

図1　本態性乳児内斜視の特徴

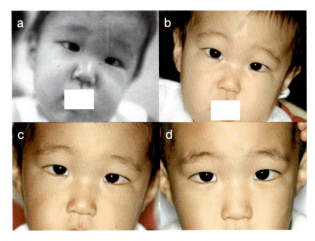

図2　自然寛解する早期発症内斜視
a：生後6カ月．b：生後9カ月．c：1歳4カ月．d：3歳．生後6カ月に35⊿の左内斜視と左への頭部傾斜を認めた．その後，斜視角は変動しながら減少し，1歳10カ月には内斜位への移行を認めた．両眼S+2.50Dの遠視と先天性両眼性上斜筋麻痺の合併を認めた．　　　　　（文献4より許可を得て改変）

られず，中心融像の獲得はむずかしかった．

　1994年Wrightらが生後6カ月以内に手術を行った症例のなかに精密立体視獲得の良好例を認めたと報告してから，生後6カ月以内の超早期手術が検討されるようになった．2歳までの手術より統計学的に良好な立体視が得られ，現在，治療の選択肢の一つとなっている[2]．ただし注意点がある．早期に発症した内斜視の自然寛解例がかなりの頻度で存在するのである．2002年Pediatric Eye Disease Investigator Groupが，生後4～20週までに20⊿以上の内斜視を発症した170例のうち，27％が保存的治療のみで自然寛解したと報告した[3]．この割合はかなり高く，自然寛解の可能性のある症例を超早期手術の対象にしないよう以下の条件が定められている．①発症が生後6カ月未満であること，②斜視角が変動せず，40⊿以上であること，③屈折異常が＋3.00D以下であること，である．図2は筆者が経験した早期発症内斜視の自然寛解例の経過写真である[4]．このような例を超早期手術の対象に入れないよう注意が必要である．

文　献

1) 中川　喬：内斜視．視能矯正学改訂第2版（丸尾敏夫，粟屋忍編），p256-265，金原出版，1998
2) 矢ヶ崎悌司：両眼視機能の発達と内斜視の早期手術．あたらしい眼科 23：11-18, 2006
3) Pediatric Eye Disease Investigator Group：Spontaneous resolution of early-onset esotropia：Experience of the congenital esotropia observational study. *Am J Ophthalmol* 133：102-108, 2002
4) 雲井弥生，鍋島文代，向田佐恵ほか：早期に内斜視を発症した先天性両側性上斜筋麻痺の両眼視機能予後．眼臨紀 2：505-511, 2009

8. 輪郭を強調するしくみ

はじめに

両眼立体視の機序を視覚伝導路に沿って考える．今回は網膜である．網膜のON型細胞とOFF型細胞のしくみにより，像のコントラストを強調して脳に送り出すことができる．ON型双極細胞との関連でメラノーマ関連網膜症（MAR）についてふれる．

ON型細胞とOFF型細胞[1,2]

網膜の神経節細胞では，興奮によりスパイク発火頻度が増加し，抑制により発火頻度が減少をする（図1a）．ある神経節細胞に微小電極を刺しこんだまま，細胞体を含むように小さな円形のスポット光を照射するとスパイク発火頻度は増加し（a），消灯すると減少する（b）．スポット光を大きくしていくと，ある大きさで細胞の反応が最大になり（a），それ以上大きくすると反応は逆に弱くなる（c）．最大反応の得られるスポットの大きさを中心野とよぶ．次に中心野には光を当てず，周辺にドーナツ型の光を照射すると細胞の発火頻度は減少する（d）．ドーナツ型の光を消すと発火頻度が増加する（e）．つまり細胞の中心野と周辺部分（周辺野とよぶ）で光に対する反応が逆になっている．中心野と周辺野を合わせて受容野，上記のような反応を示す細胞をON型とよぶ．反対に中心野照射で減少（f），周辺野照射で増加する（g）細胞もあり，OFF型とよぶ．照射・消灯時いずれにも反応する細胞をON-OFF型とよぶ．光を受ける範囲に比例して反応が強まるのではなく，中心野と周辺野の明暗の差や照射・消灯の時間的な変化に対して強く反応する形になっている．網膜に映る像のコントラストを強調し，物の輪郭や明暗をつかみやすくして脳に送り出している．

網膜内のしくみ（図1b）[2]

光情報は視細胞（錐体・杆体）→双極細胞→神経節細胞へと進む．錐体・杆体とも光により過分極する．双極細胞の段階で同心円型の受容野をもつON型，OFF型の2種類に分かれる．ON型双極細胞→ON型神経節細胞へ（ア），OFF型双極細胞→OFF型神経節細胞へ（イ），ONとOFFの二つの情報が並列して進むしくみになっている．情報の受け渡しもON型は内網状層内層，OFF型は外層でと，異なる深さで行われる．中心野の大きさは細胞の樹状突起の広がりを表す．周辺野の形成には水平細胞（H）やアマクリン細胞（A）がかかわっている．杆体→杆体双極細胞へ情報が進むが，こちらはON型のみである（ウ）．やや細かくなるが，杆体双極細胞は神経節細胞とは直接つながらず，アマクリン細胞を介してON型・OFF型神経節細胞とつながる．明所では錐体，暗所では杆体が優位に働くが，薄暗いところでは両方が働く．それに対応するための構造かと推測するが，詳細は不明である．

メラノーマ関連網膜症（MAR）

ON型双極細胞との関連でメラノーマ関連網膜症（melanoma associated retinopathy：MAR）について述べる．

癌関連網膜症（cancer associated retinopathy：CAR）は癌患者において網膜に存在する蛋白が癌組織に異所性に発現し，それに対する自己抗体が出現することで網膜の機能障害を生じるものである．夜盲，視野狭窄，光視症など網膜色素変性症と似た症状を呈するが，進行が早い．初期には眼底に異常を認めないが，視細胞障害を反映してOCTで網膜外層の菲薄化，ERGでa波・b波の振幅の著しい減弱を認める．特殊なものにMARがある．悪性黒色腫患者においてON型双極細胞に対する自己抗体が出現し機能障害を生じるものである．原因抗原の一つにTRPM1（transient receptor potential cation channel subfamily M member 1）という陽イオンチャネルがある．TRPM1は当初メラノサイトに発現する蛋白として報告されたが，後にON型双極細胞の陽イオンチャネルそのものであることが判明した[3]．症状はやは

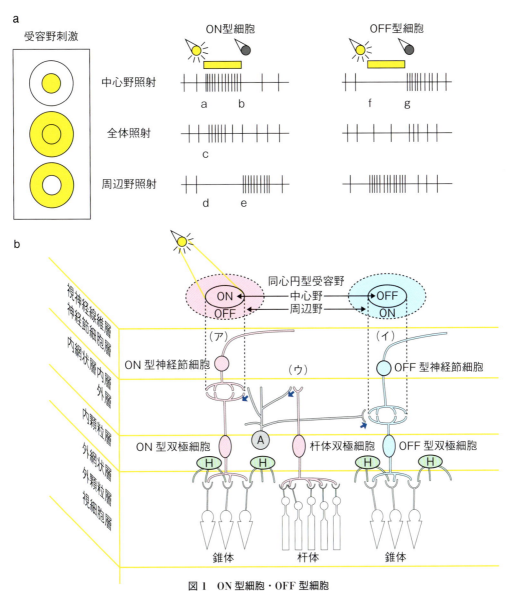

図1 ON型細胞・OFF型細胞

a：神経節細胞の電気生理学的特徴．ON型は中心野照射により興奮し，周辺野照射により抑制される．OFF型は反対の反応を示す．
b：網膜内のしくみ．（ア）錐体（cone）→ON型双極細胞（ON bipolar cell）→ON型神経節細胞（ON ganglion cell）．（イ）錐体（cone）→OFF型双極細胞（OFF bipolar cell）→OFF型神経節細胞（OFF ganglion cell）．（ウ）杆体（rod）→杆体双極細胞（rod bipolar cell）→アマクリン細胞（amacrine cell）→ON型・OFF型神経節細胞へ（青矢印で示す）．
H：水平細胞　A：アマクリン細胞．

り夜盲，光視症だが，視力は正常であることが多い．障害部位がON型双極細胞と局所的であるため，OCTでは異常を認めず，ERGが診断に必要である．所見はa波正常，b波減弱による陰性型，暗順応下での杆体反応消失などである．

先天性疾患である完全型停在性夜盲も，ON型双極細胞の機能不全により起こる．TRPM1遺伝子の変異が病因と報告された．いずれの疾患も杆体につながるのがON型双極細胞のみのため，夜盲を呈する．

文　献

1) Kuffler S：Discharge patterns and functional organization of mammalian retina. *J Neurophysiol* **16**：37-68, 1953
2) 福田　淳・佐藤宏道：網膜内神経回路における情報処理．脳と視覚—何をどう見るか，p48-68，共立出版，2002
3) Koike C, Obara T：TRPM1 is a component of the retinal ON bipolar cell transduction channel in the mGluR6 cascade. *Pro Natl Acad Sci USA* **107**：332-337, 2010

9. 神経節細胞の役割分担　投手Xと外野手Y

■ はじめに

網膜神経節細胞は形態学的あるいは電気生理学的特徴からα(Y), β(X), γ(W)の3種類に分類される[1]. α(Y)は野球の外野手のように大きな守備範囲から光の動きをいち早くとらえ, β(X)は球を投げ続ける投手のように静止した光のコントラスト情報を持続的にとらえる. 神経節細胞は, 自らが扱いを得意とする情報を光から抽出して次に伝えるという役割分担を行うことで, 処理能力を上げている.

■ 投手Xと外野手Y

1960年代後半に電気生理学者はネコの網膜神経節細胞に反応の異なる3種類の細胞を発見した. これらは8章で述べたON型やOFF型の性質をもちながら, さらに別の反応を示す(図1a). 細胞に電極を刺入し, 照射する光の形や動きを変化させて反応をみる.

ある細胞はその上でスポット光を速く動かすと, 一過性に強く反応する(図1a①). しかし, その後は照射が続いてもほとんど反応しない. 反応の得られる範囲である受容野は比較的広い. 細胞の軸索である視神経に電極を入れ, 伝導速度を測ると秒速30〜40mと速い. 情報を送ると何事もなかったかのように元に戻る. まるで野球の外野手のように広い守備範囲(受容野)をもち, 球(光刺激)が飛んでくるときだけ一過性に反応し, 次に送るとあとはゆっくりしている. 当時の研究者はこれをY細胞と名付けた(ここでは外野手Yとする).

別の細胞は, スポット光の早い動きには反応しないが, 細胞上で静止させると照射中ずっと反応している(図1a②). 光が少し離れると反応がなくなり, 受容野が狭いことがわかる. 伝導速度も秒速15〜23mとY細胞より遅い. 野球の投手のようにずっと持続して球を投げているが, 守備範囲は狭く, 球がその範囲外へ飛ぶと動きがなくなる. 研究者はX細胞と名付けた(ここでは投手Xとする). X細胞より守備範囲は広いものの伝導速度は逆に遅い細胞もあり, W細胞と名付けられた.

これらの研究と平行して形態学的特徴も調べられ, やはり3種類に分類された. 細胞体が大きく, アンテナである樹状突起の広がりも大きく, 軸索も太いα細胞, 細胞体も樹状突起の広がりも小さく, 軸索も細いβ細胞, 細胞体がもっとも小さい一方で樹状突起の広がりは大きいγ細胞である(図1a①②③).

軸索が太い＝伝導速度が大きい, 受容野が広い＝樹状突起の広がりが大きい, と考えられることから, α細胞＝Y細胞, β細胞＝X細胞, γ細胞＝W細胞と推測されてはいたが, 実際に証明されたのは随分のちのことである. γ(W)については反応の異なる何種類かのサブタイプが存在し, α(Y)やβ(X)のような均一な集団ではないと今日考えられている.

神経節細胞がいくつかのタイプに分かれるのにはどのような意味があるのだろうか. 光情報には, その動きや速さ・コントラスト・色などさまざまな要素が混ざっている. 外野手Yは大きな守備範囲から光の動きをいち早くとらえ, 投手Xは静止した光のコントラスト情報をゆっくり確実にとらえる. 次の中継地点である外側膝状体への伝達もYがXより速い. 膨大な量の光情報から, 自らが扱いを得意とするものを抽出して伝達することで処理能力を上げることができる.

■ 霊長類の神経節細胞[1,2]

1970年代後半, サルを使った実験で, 神経節細胞にネコのα(Y), β(X), γ(W)に形態学的にも電気生理学的にもよく似た細胞が認められ, Pα, Pβ, Pγとよばれるようになった(図1b). Pはprimateの頭文字である. 細胞体の形からPαはparasol, Pβはmidgetともよばれるが, ここではわかりやすいようにPα(Y), Pβ(X)を用いる.

霊長類では, 色情報がネコより格段に増え, ONやOFFの反応, XやYの反応にさらに色の要素が加わる. あるPβ(X)では受容野中心野を赤のスポット光で刺激

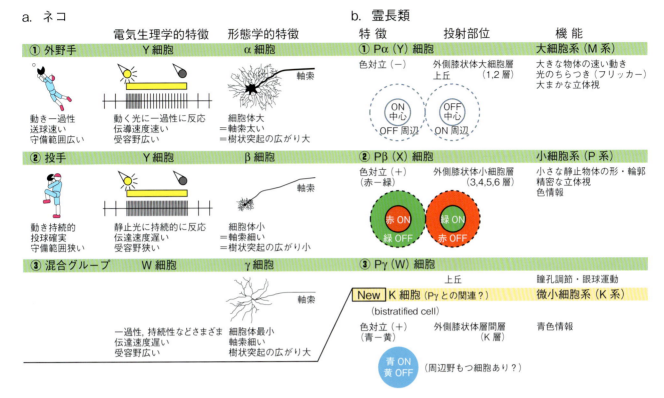

図1 網膜神経節細胞の分類
a：ネコ．形態学的あるいは電気生理学的特徴から α（Y），β（X），γ（W）の3種類に分類される．
b：霊長類．Pα（Y）は大きな物体の動きや光のちらつきを，Pβ（X）は小さな物体のコントラストや色の情報を抽出して脳内へと伝達する．近年発見されたK系は青色の情報に関係すると考えられる．

すると ON，周辺野を緑のドーナツ型の光で刺激すると OFF の反応など，色によって異なる反応が認められる（**図1b②**）．Pα（Y）では色による反応差は認められない（**図1b①**）．

＊刺激光の色（波長）によって ON，OFF など対立する反応を示すような細胞を色対立細胞（color opponent cell：C-O cell）とよぶ．Pβ（X）は色対立を示す．

＊Pα（Y）は刺激光の色（波長）にかかわりなく，ON・OFF の反応を示す．これを広帯域細胞（broad-band cell：B-Bcell）とよぶ．

Pα（Y），Pβ（X）へ抽出分離された情報は，最終的にその処理をもっとも得意とする脳内の場所に運ばれる．そのために情報が外側膝状体から後頭葉第一次視覚野へと伝達される中で，少しずつ異なった道へ誘導されていく．

細胞体の大きな Pα は外側膝状体大細胞層1, 2層へ，細胞体の小さな Pβ は外側膝状体小細胞層3, 4, 5, 6層へ．前者は大きな細胞の経路という意味で大細胞系（M系, magnocellular系），後者は小細胞系（P系, parvocellular系）とよばれ，視覚情報処理の二つの大きな経路と考えられている．その最初の分岐点は神経節細胞なのである．

近年特殊な形の神経節細胞 bistratified ganglion cell が青色に ON，黄色に OFF の反応を示すことが明らかとなった（**図1b New**）．樹状突起を内網状層内層と外層に伸ばすため（連載⑧参照），bistratified とよばれる．その軸索は外側膝状体の大・小細胞層の層間（K層，koniocellular層）に到達する．Pγとの関連など詳細は不明である．外側膝状体については次章で詳述する．

文　献

1) 福田　淳，佐藤宏道：網膜神経節細胞の機能分化．脳と視覚—何をどう見るか．p70-84, 共立出版, 2002
2) Lukasiewics PD, Eggers ED：Signal processing in the inner retina. Adler's physiology of the eye, 11th edition（edited by Kaufman PL, Alm A）, p471-479, Elsevier, 2011

10. 視覚情報処理の2つの経路

■ はじめに

外側膝状体はヒトやサルでは6層構造をとっている．内側2層の神経細胞は大型，外側4層の神経細胞は小型である．これが何を意味するかは長らく謎であった．1970年代に入り，神経節細胞が電気生理学的あるいは形態学的特徴でいくつかに分類できることがわかり，それが解明への突破口となる[1]．

■ 視覚伝導路と外側膝状体

視覚の流れについて考える．**図1**では前方の十字の中心○を両眼で固視する人の頭を上から見ている．○は両眼中心窩に映る（F$_R$・F$_L$）．固視点の左の点●は中心窩の右側に映る（R・L）．視覚情報は下記のように進む．

・右眼中心窩耳側の●情報→視交叉を同側に進む→右外側膝状体2, 3, 5層→右後頭葉第一次視覚野（以下，V1）へ
・左眼中心窩鼻側の●情報→視交叉を反対側に進む→右外側膝状体1, 4, 6層→右V1へ

V1の後極には，右眼中心窩の情報○と左中心窩の情報○が隣り合うように到達する．右眼の情報●と左眼の情報●は網膜での位置関係を保つようにその前方に到達する．

図1右は外側膝状体の拡大図である．9章で網膜神経節細胞が3種類に分類できること，なかでも2種類は対称的な特徴をもつことを述べた．細胞体や受容野が大きく情報伝達の速いPα細胞，細胞体も受容野も小さく情報伝達の遅いPβ細胞である．大型のPαは外側膝状体

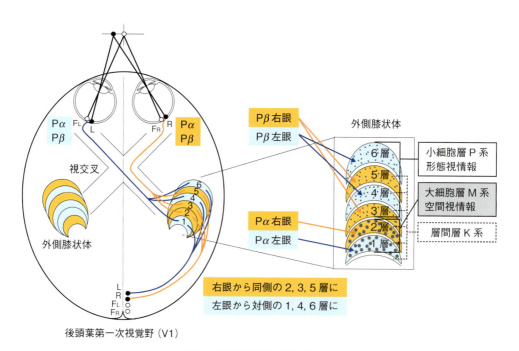

図1　外側膝状体と情報の分離
外側膝状体では，右眼・左眼からの情報，神経節細胞のPαとPβから抽出した情報が，それぞれ異なる層に伝達され，分離される．大型のPαは動きの情報を大細胞層1, 2層に，小型のPβは形の情報を小細胞層3～6層に伝える．前者をmagnocellular系（M系）とよび，後者をparvocellular系（P系）とよぶ．6層構造は，種類の異なる情報を正しい相手に伝えられるよう機能している．

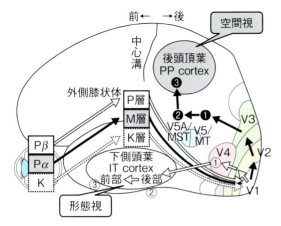

図2 背側経路と腹側経路
背側経路を→で示す．物体の動きや方向，光のちらつきなどの情報はPα，V1-3，V5/MTを経て後頭頂葉へと向かう．三次元での位置や動きの把握に必要であり，Whereの経路ともよばれる．腹側経路を⇨で示す．物の形や輪郭・色の情報はPβ，V1，V2，V4を経て下側頭葉へ向かう．何が見えるかをとらえWhatの経路ともよばれる．V5A：12章で解説．

の大細胞層である1，2層に，小型のPβは小細胞層である3～6層に，網膜から運んできた種類の異なる情報を伝える．すなわちPαは物の動きや光のちらつきの情報を大細胞層へ，Pβは物の形や輪郭の情報を小細胞層へ伝達する．これにより，右眼と左眼，PαとPβの情報が外側膝状体の異なる層へと分離される．6層構造は，陸上のリレー競技のコース分けのように，種類の異なる情報のバトンを正しい相手に渡せるように機能している．前者を大型細胞を介して伝えられる経路としてmagnocellular系（M系），後者を小型細胞の経路としてparvocellular系（P系）とよぶ．ここからV1に進む際には，さらに異なる層へ進む．1～6層の層間に微小細胞層（K層：koniocellular層）があり，網膜K細胞から情報を受ける．一部の細胞は青色情報に関与するとされる．またM系に関与するものもある．まだ解明されていないことが多く，研究の進展が期待される[2]．

■ 背側経路と腹側経路

視覚に関係する脳の部位は30以上とされる．なかでも重要な役割を担うV1～5についておおよその位置を図2に示す．脳を左側から見ている．Vはvisual area

表1 視覚情報処理の2つの経路

背側経路 dorsal stream	頭頂葉経路	空間視 Where?	ほぼM系	物の位置・動き・方向 追視・光のちらつき 大まかな立体視
腹側経路 ventral stream	側頭葉経路	形態視 What?	P系，一部M・K系	物の形・輪郭 精密な立体視 色

の頭文字である．V1は後頭葉第一次視覚野，V2はV1の周辺に位置する．V3，V4は機能によって細区分されるが，実験方法や種によって差があり，議論が分かれるため詳細には触れない．V5はMT（middle temporal area）ともよばれる．最初にこの部位について報告した研究者の用語MTがよく使われる．

①背側経路（dorsal stream）：Pαから始まる情報の流れを→で示す．

・Pα→外側膝状体の1，2層→V1→V2→V3→V5/MT→後頭頂葉（PP cortex：post parietal cortex）

三次元空間での位置や動きをとらえるのに必要な経路である．ほぼM系の情報を伝える．

②腹側経路（ventral stream）：Pβ細胞からの情報の流れを⇨で示す．

・Pβ⇨外側膝状体の3～6層⇨V1⇨V2⇨V4⇨下側頭葉（IT cortex：infero temporal cortex）

物の形や輪郭，色をとらえるのに必要な経路である．V1でK系情報が合流し，P系に一部M・K系情報を合せもつ．

表1に背側経路と腹側経路の特徴を対比させる．

脳のある部位では網膜からの情報は並列処理され，別の部位では2つが合流して情報統合や相互補完がなされ，効率良く処理される形になっている．これらの発見は視覚情報処理のやり方を明らかにしただけでなく，脳の研究全体に大きな示唆を与えた．

文　献

1) 福田　淳・佐藤宏道：外側膝状体における情報処理．脳と視覚―何をどう見るか．p114-134，共立出版，2002
2) Casagrande V, Ichida J：Processing in the Lateral Geniculate Nucleus (LGN). Adler's Physiology of the Eye 11th ed (edited by Kaufman PL, Alm A), p574-585, Elsevier, 2011

11. 後頭葉第一次視覚野の職人たち

■ はじめに

後頭葉第一次視覚野（以下，V1）には，動き・傾き・色など特定の刺激に強い反応を示す方向選択性・方位選択性・色選択性細胞が存在する．網膜神経節細胞 Pα が抽出した動きの情報，Pβ が抽出した形と色の情報は V1 に運ばれ（連載⑨⑩参照），これらの細胞により加工されて V2 へ送られる（図1）．

■ 後頭葉第一次視覚野の職人たち[1]

複数の Pα あるいは Pβ の情報が V1 で一つの神経細胞に収束する．ちらつきや明暗などの単純な情報が，これらの細胞の職人技により，特定の線の動きや傾きの情報へと変換される．

1．方向選択性（direction selectivity）をもつ細胞（図1, 2）

特定の方向に動く光に強く反応する．縦方向のスリット光を左に動かすと強く反応するが，右に動かしても反応しない細胞を示す．もっとも強い反応の得られる方向を最適方向とよぶ．眼前を右から左に飛んでいくボールがある．ボール像は網膜上では左から右に動く．大型の神経節細胞 Pα はボールの動きや方向の情報を抽出して，外側膝状体 M 層を介して V1 に伝える．V1 ではボールの動きに最適方向をもつ細胞が強く反応する．この細胞は V2・V5/MT（連載⑩参照）にも存在し，追視や輻湊・開散など眼球運動に関係する．

2．方位選択性（orientation selectivity）をもつ細胞（図1, 3）

特定の傾きの線や縞模様に対して強く反応する．図3の細胞 A は縦方向のスリット光を横に動かすときにもっとも強く反応し，横方向のスリット光を縦に動かしても反応しない．12-6 時の向きが最適方位である．境界や輪郭の検出に適する．

網膜上のすべての点は V1 に対応部位をもち，V1 でも網膜内の相互の位置関係を保つ．中心窩は V1 のもっとも後極に，網膜周辺部ほど V1 前方の位置に対応する．

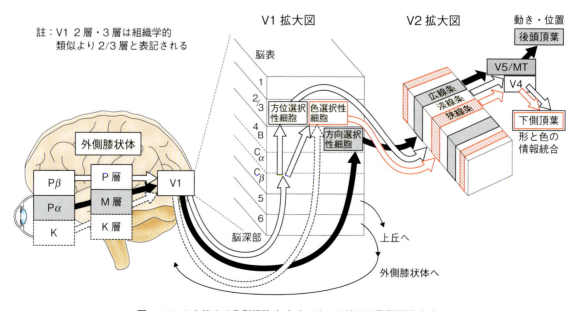

図1　Pα から始まる背側経路（➡）と Pβ から始まる腹側経路（⇨）
①空間視情報：Pα ➡ M 層 ➡ V1 4B 層　方向選択性細胞 ➡ V2 広線条部 ➡ V5 ➡ 後頭頂葉
②形態視情報：Pβ ⇨ P 層 ⇨ V1 2/3 層　方位選択性細胞 ⇨ V2 淡線条部 ⇨ V4 ⇨ 下側頭葉
③色情報：②の経路と V1 2/3 層で分かれ，K 層と合流．色選択性細胞 ⇨ V2 狭線条部 ⇨ 下側頭葉で合流

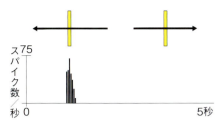

図2　方向選択性をもつ細胞

縦（12-6時方向）のスリット光を右から左に動かすと強く反応する．左から右に動かしても反応しない．
もっとも強い反応の得られる方向を最適方向とよぶ．
V1，V2，V3，V5/MT に存在する．

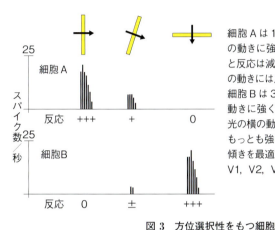

図3　方位選択性をもつ細胞

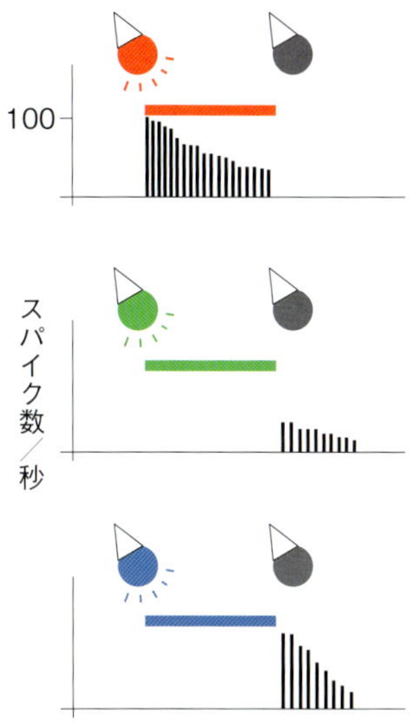

細胞Aは12-6時方向のスリット光の横の動きに強く反応する．スリットを傾けると反応は減弱し，3-9時のスリット光の縦の動きには反応しない．
細胞Bは3-9時方向のスリット光の縦の動きに強く反応する．12-6時のスリット光の横の動きには反応しない．
もっとも強い反応の得られるスリット光の傾きを最適方位とよぶ．
V1，V2，V4，下側頭葉に存在する．

図4　色選択性をもつ細胞

ある細胞は赤いスポット光照射に反応する（ON反応）．緑や青のスポット光照射には反応せず，消灯時に反応する（OFF反応）．V1，V2，V4，下側頭葉にも存在する．

これを「網膜部位再現性をもつ」と表す．紙上の真横に伸びる直線を見ている．小型のPβは直線の情報を外側膝状体P層を介してV1に伝える．V1では3-9時に最適方位をもつ細胞が反応する．多数の方位選択性細胞の反応は網膜の位置情報をもとに再構築される．この細胞はV2，V4，下側頭葉にも存在する．

3. 色選択性（color selectivity）をもつ細胞（図1, 4）

ある細胞は赤いスポット光照射に反応する（ON反応）が，緑や青のスポット光照射には反応せず，消灯に反応する（OFF反応）．神経節細胞にも色選択性を示すものがあるが，V1では複雑な反応を示すものが加わる．この細胞はV2，V4，下側頭葉にも存在する．

4. 両眼視差選択性を示す細胞

立体視に非常に重要であり，いずれ詳述する．

■ V1 から V2 へ（図1）[2]

V1には6層構造が認められる．4層はヒトではB，Cα，Cβ層に分かれる．V2はシトクロム酸化酵素（ミトコンドリア電子伝達系酵素）染色の染まり方の違いで広線条部（thick stripe）・狭線条部（thin dark stripe）・淡線条部（thin pale stripe）の三つに分かれる．V1の職人たちにより加工された情報は，V2の三つの線条部でさらに手を加えられ，V4やV5へ送り出される．下記の①（図1 ➡）が背側経路，②③（図1 ⇨）が腹側経路となる．

①空間視情報：Pα ➡ M層 ➡ V1 4B層方向選択性細胞 ➡ V2広線条部 ➡ V5 ➡ 後頭頂葉
②形態視情報：Pβ ⇨ P層 ⇨ V1 2/3層方位選択性細胞 ⇨ V2淡線条部 ⇨ V4 ⇨ 下側頭葉
③色情報：Pβ ⇨ P層 ⇨ V1 2/3層色選択性細胞（K層の情報も合流）⇨ V2狭線条部 ⇨ V4 ⇨ 下側頭葉

V1で分かれた形と色の情報は下側頭葉で合流し形態視情報として統合される．

■ それぞれのステージでの役割分担

この仕組みは，たとえば，ある人を観察するのにPα-M系のスタッフは，その人がどこにいて・どの方向に・どれほどの速さで移動しているか，Pβ-P系のスタッフは，どんな背格好か・どんな色や種類の服を着ているかに着目して情報を集め，V1やV2の分析班に送る．ここでは情報の扱いに慣れた職人が使いやすいように加工してV4やV5/MTに送り，分析と情報統合を進めるような様子ではないかと考える．

文　　献

1) 福田　淳，佐藤宏道：一次視覚野特徴選択性．脳と視覚—何をどう見るか，p168-204，共立出版，2002
2) Boyd JD, Matsubara JA：Extrastiate visual cortex. In Adler's physiology of the eye, 11th ed (edited by Kaufman PL, Alm A), p599-612, Elsevier, 2011

12. 空間視と形態視の最終ステージ

■ はじめに

網膜に映る像をジグソーパズルの絵と考えてみる．一つずつのピースを受けもつ神経節細胞が情報を外側膝状体に送る．いくつかの細胞の反応が合成されることで後頭葉第一次視覚野（V1）に特定の方向の動き・線の傾き（方位）・色に反応する細胞が出現する（連載⑪参照）．V1から高次に進むほどピースの統合が進み，曲線や突起をもつ図形など，もとの複雑な像の再現に近づいていく[1,2]．空間視の背側経路・形態視の腹側経路（連載⑩参照），両者の最終ステージで構成成分の異なるパズルが完成する（図1）．

■ 空間視の最終ステージ　後頭頂葉

空間視情報は背側経路を進む（図1：➡）．神経節細胞Pα→外側膝状体M層→V1→V2→（V3）→V5/MT（❶）→V5A/MST（❷）→後頭頂葉 post parietal（PP）cortex（❸）

❶ V5/MT（middle temporal area）：この部位は初めて報告された論文でMTと命名され，別の論文ではV5とよばれた．ここでは両者を併記する（V5A/MSTも同様）．V5/MTには多くの方向選択性細胞が存在する．細胞の受容野は狭く，受容野内の動きが周囲と異なると

きに強く反応する（図2）．中心の円が3時→9時に動くときに強く反応する方向選択性細胞（図2a）は，中心の円が動かず周辺が9時→3時に動くときにも同じように反応する（図2b）．この細胞の最適方向は3時→9時である．視野の中心と周辺の相対的な動きが3時→9時という最適方向であれば強く反応する．しかし視野の中心と周辺が同じ方向に動くとき細胞の反応は減弱する（図2c）．静止環境のなかでの物体の動きの検出に有効である．

❷ V5A/MST（medial superior temporal area）：V5/MTに隣接する．方向選択性細胞のほかに，広い視野のパターンの動きに反応する細胞が多い．パターン図形の拡大や縮小あるいは回転（反時計回りに反応するが，時計回りには反応しないなど）に反応するものがある（図3）．正面の家に向かって進むとき，家は視野の中心にあり網膜黄斑部に映り像は動かない．黄斑部近くの網膜上の像の流れは小さく，周辺網膜では大きくなる（図3a）．動くときに生じる網膜上の像の流れをオプティカルフローとよぶ．家に近づくときオプティカルフローは拡大し（図3a'），遠ざかるとき縮小する（図3b）．止まって頭を右に傾けると景色は反対方向に回転する．パターン図形の拡大や縮小（図3c, d）・回転（図3e, f）に反応する細胞はさまざまなオプティカルフローに反応し，空間内での自分の動きをつかむのに有効である．

❸ 後頭頂葉：この部位で位置情報（空間内での自分の位置や対象物との位置関係）と運動情報（自分や周囲の動きやその方向・速度）が統合される．さらに体性感覚としての身体感覚，聴覚，平衡感覚も視覚と統合されていく．その働きから頭頂連合野と表すこともある[1]．

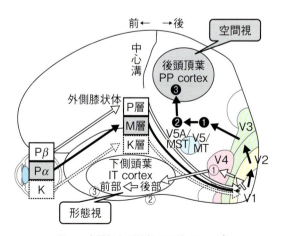

図1　空間視と形態視の最終ステージ
❶❷❸．①②③と高次に進むほど単純な刺激から複雑な刺激に反応する形に変化していく．

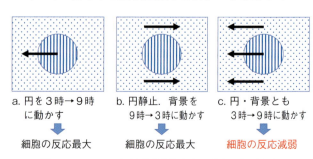

a. 円を3時→9時に動かす　　b. 円静止，背景を9時→3時に動かす　　c. 円・背景とも3時→9時に動かす

細胞の反応最大　　細胞の反応最大　　細胞の反応減弱

図2　V5/MTの相対運動を検出する方向選択性細胞

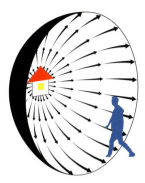
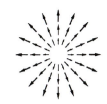

a'. 前進→オプティカルフロー拡大　　b. 後退→縮小

c. 拡大　　d. 縮小

e. 回転—時計回り　　f. 回転—反時計回り

a. 家に向かって進むとき，景色の流れは中心で小さく，周辺で大きい．

網膜上の像の流れをオプティカルフローとよび，空間内の動きの把握に有効である．

図3　オプティカルフローと視覚刺激

■ 形態視の最終ステージ　下側頭葉前部

形態・色情報は腹側経路を進む（図1：⇨）．神経節細胞 Pβ 細胞⇨外側膝状体 P 層⇨V1（K 層の情報も合流）⇨V2⇨V4（①）⇨下側頭葉 inferior temporal（IT）area（後部②⇨前部③）

①V4，②下側頭葉後部：①と②については特徴が似ているため合わせて述べる．細胞の受容野は狭く，比較的単純な形に選択的に反応する細胞が多い．特定の傾きや長さの線分（―や／）や円，円弧の一部，十字や2本の線で作られた角∠などに選択的に反応する細胞がある．一部の細胞は色に反応する．

③下側頭葉前部：①②に比べて受容野が広く，複雑な形に反応する細胞が多い．手のシルエットや多くの突起物を持った複雑図形（＊＊＊など），形・色・表面のテクスチャー（凹凸やパターン模様，連載⑥参照），いくつかの視覚成分を併せもつような図形（＊≡など）や顔に反応する細胞が現れるのも③の特徴であり，異なる成分が③で統合されることを示す[1]．視覚的記憶にも関係する．

■ 「恒常性」の力——大きさ・形・色

網膜に映るものの像の大きさ・形・波長（色）は視的環境によって変化する．網膜像がさまざまに変化してもそれに惑わされず同じものは同じものと認識できる．これは「恒常性」とよばれる脳の情報補正の力である．V4や下側頭葉の障害で失われる．次回でも触れる．

大きさの恒常性：路上のネコは近くで大きく，遠くで小さく見える．しかしネコそのものの大きさが変化したとは感じない．距離によって網膜像の大きさが変わっても同じ大きさとして知覚できる力を「大きさの恒常性」とよぶ．この感覚に逆らうような視覚刺激は脳に錯覚を起こさせる（連載⑥，図1b 参照）

形の恒常性：対象物を見る方向や角度の違いで網膜に映る像の形が変化する．正方形の紙が斜め上からは長方形に見えたり，円錐が上からは円，横からは三角形に見えたりなど形を変化させても，本来の形を認識できることを「形の恒常性」とよぶ．

色の恒常性：一般的に色は物の反射する光の波長により認識される．しかしリンゴの反射する光の波長が明所と薄暗い所で異なっていても，私たちには同じ赤と認識できる．「色の恒常性」とよび，V1やV2の色選択性細胞にはなく，高次のV4で初めて出現する能力である．

視覚情報の構成成分の違いから，背側経路（空間視）の障害では失行，腹側経路（形態視）の障害では失認と，異なる病状が認められる．次回で詳説する．

文　献

1) 田中啓治：脳はどのように認識するか．脳研究の最前線 上（理化学研究所脳科学総合研究センター編），p228-280，講談社，2007
2) 福田　淳・佐藤宏道：V1以遠の視覚情報処理．脳と視覚—何をどう見るか，p232-259，共立出版，2002

13. 形態視の障害−失認，空間視の障害−失行

はじめに

　腹側経路では形態視情報，背側経路では空間視情報を扱うため，それぞれの障害で表れる病状はかなり異なる．前者では失認，後者では失行という形をとる[1]（連載⑫参照）．1960年代の記録を元にした書籍『先天盲開眼者の視覚世界』には，先天性白内障や角膜混濁のため重度の弱視となった患者が，成長後に手術を受け視覚訓練で苦悩する様子が描かれている[2]．失認や失行に似た症状が記され，正常な視覚が働くために脳がどのような力や機能を獲得する必要があるか考えさせられる．

視覚失認・視覚失行

　脳血管障害や脳腫瘍の際の臨床症状やCT・MRI画像，動物の脳の局所的な破壊実験から，失認・失行の病態が明らかとなってきた（表1）．
　腹側経路の障害では形態視が影響を受ける．物を見てその名前や特徴が認識できなくなるが，その操作はできる．ハサミや電話を見てもそれがなにか認識できないが，ハサミを触ったり電話の音を聞いたり，触覚や聴覚などほかの感覚を使えば認識できる．このように視覚によって物を認識できない状態を視覚失認とよぶ．眼から入った情報と脳に蓄積された視覚記憶とをマッチさせられなくなるためである．背側経路は正常なので，物の操作や絵の模写は可能である．障害部位によっては家族や知人の顔，鏡に映る自分の顔がわからなくなる相貌失認という病状が起こる．動物実験ではV4の破壊で形の弁別や恒常性（形・大きさ・色）が障害される．図1ではV4破壊後のサルで形の恒常性が障害された例を示す[3]．中央と同じ形の図形を選ぶ課題で，大きさが同じであれば右下の円を選べる場合（図1a）でも，大きさが変わると選べなくなる（図1b）．下側頭葉の破壊では形の弁別のほか，形を見て記憶するのが困難になる．
　背側経路の障害では空間視が影響を受ける．眼前の物の名前や特徴はわかるのに操作ができなくなる．鍵を鍵穴の向きに合わせて差し込んだり，郵便ポストに手紙を投函するためスリットの向きに手紙を合わせたりするような手や指の操作ができない．視覚情報に基づく手や指の制御ができない．これを視覚性運動失行とよぶ．その他，距離や奥行きの判断ができなくなることもある．動物実験ではV5/MTの破壊により動きの方向の判断が困難になる．
　失認・失行は脳局所の後天的な障害で起こるのだが，幼少時に中間透光体の混濁などで視覚が育たず，成長後

表1　腹側経路と背側経路の障害の比較

		腹側（側頭葉）経路	背側（頭頂葉）経路
機能		形態視	空間視
部位		V4　下側頭葉	V5/MT　V5A/MST　後頭頂葉
障害による臨床症状		視覚失認　相貌失認	視覚性運動失行
	視覚による認識	×　触覚や聴覚での認識可能	○
	物の操作や模写	○	×　視覚に基づく手や指の制御が困難 ×　距離や奥行きの判断が困難
動物実験 （脳局所破壊）		V4破壊 　形弁別× 　形・大きさ・色の恒常性× 下側頭葉破壊 　形弁別× 　視覚記憶×	V5/MT破壊 　動きの方向の判断×

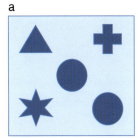
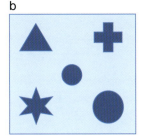

V4を破壊されたサルでも，中央の円と同じ大きさ・形の右下の円を選ぶことができた．

同じサルで，中央の円の大きさが変わると右下の円を選べなくなった．

図1 図形の弁別課題（形の恒常性）

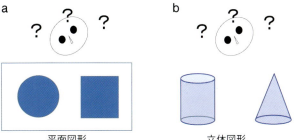

平面図形
円と正方形の区別がむずかしい！

立体図形
円柱と円錐の区別がむずかしい！

図2 重度弱視患者の手術後の視覚訓練

に手術を受け視覚訓練を受ける患者にも同様の症状が認められる．

■『先天盲開眼者の視覚世界』

「新生児の両眼に白内障や角膜混濁など中間透光体の混濁を見つけたら，3～4カ月以内に手術をして視覚刺激が網膜に届くようにしなければならない．そうでないと視力が育たずに弱視と眼球振盪を残してしまう」

筆者が研修医だった1980年代，このように指導を受けた．この事実の確立には多くの研究の蓄積が必要だった．1960年代に先天性白内障や角膜混濁のために眼前光覚弁あるいは手動弁など，ほとんど視力のない人たちに対して，少しでも視覚をと試みられた開眼手術もその一つである．

幼少時に異常を発見されても当時まだ手術が困難で，そのまま成長し10～30歳で手術を受けた10人の患者の視覚訓練に苦悩する様子が前掲の『先天盲開眼者の視覚世界』[2]に記されている．

まず形態視についてである．手術後は光がまぶしいだけで，網膜に映るようになった外界の情報は洪水のようなものでしかなく，それを聴覚や触覚など日頃使っている感覚によって認識している物と一致させることはできなかった．具体的には目の前のハサミや時計を視覚だけでは認識できず，ハサミに触れ時計の音を聞いて聴覚や触覚などこれまでの情報源を用いて初めて認識できた．視覚失認と似ているが，こちらは視覚記憶の蓄積そのものがない状態である．形の弁別訓練では，円と正三角形の区別がむずかしいが，円と正方形ではさらに困難となる（図2a）．眼を図形のすぐ近くまで近づけて，円や三角形や正方形などの輪郭にそって，まるで指でなぞっていくように，頭を動かしてたどり，角があるかないか，

あるとすればいくつあるかなど特徴的な部分を探してようやく図形を見分けられる．同じ形であっても，大きさが変わると認識がむずかしくなる（形の恒常性が弱いことを示す）．立体図形はさらに難度が上がる．たとえば円柱と円錐の区別がむずかしい（図2b）．「手で触れればすぐに分かる，その円錐のトンガリが眼では探し当てられないのです．平面図形はどこから見ても同じ形なのに，立体は見る位置によって形が違うから…」というコメントに，無限に形を変える立体に難なく対応する脳の力をあらためて再認識させられる．

次に空間視について，方向や距離を視覚でとらえたり，物を操作したりするのが困難な様が記される．「声を手がかりにして室内（6～8畳）にいるひとの識別や人数の確定を行うことはできるが，同じ部屋の中に立っているひとの位置を視覚で定位したり（筆者註：網膜に映っている場所から実際の空間の位置を定めるという意味），適切な距離から物を手渡すというようなことができなかった．机（90cm×90cm）の上で前方30cmの距離に3個の立方体を横に並べておく，あるいは，それらを前方30cm以内の種々の奥行き距離に置くといったごく限られた探索空間においても，提示された立方体を正確に定位してそれを手でつかむことは困難であった」

正常の視覚には腹側経路・背側経路両方の機能が必要であること，成長期に両者を発育させるためにさまざまな視覚刺激が必要であることを示している．

文　献

1) 藤田一郎：第2章　知覚と行動のつじつま．「見る」とはどういうことか―脳と心の関係をさぐる，p28-61，化学同人，2007
2) 鳥居修晃，望月登志子：先天盲開眼者の視覚世界．東京大学出版会，2000
3) Sciller PH：Effect of lesions in visual cortical area V4 on the recognition of transformed objects. *Nature* **376**：342-344, 1995

14. 網膜対応点と両眼視細胞（視差選択性細胞）

■ はじめに

左右の眼の情報が単一の細胞内で初めて合流するのは後頭葉第一次視覚野（以下，V1）においてである．この細胞は両眼反応性であり，その中に，両眼の情報を照合して視差を検出し，視差の大きさに応じて反応を変える視差選択性細胞（両眼視細胞）がある．この細胞群の働きによって単眼からの二次元情報が三次元情報に変換される．

■ 網膜対応点と両眼視細胞

視覚の流れについて考える（**図1**）．座標軸原点0の赤丸を固視する人を上から見ている．赤丸は両眼中心窩に映る．左側周辺視野の三角形は周辺網膜に投影される．視覚情報が外側膝状体を経てV1に進むとき，中心窩近くのものはV1後極に，周辺網膜のものは前方に達する形となる．原点0の左側の点1〜5は中心窩を基準に右眼では耳側，左眼では鼻側網膜に投影される（**図1a**）．

左右の網膜を平行移動させ中心窩が一致するように重ね合わせると，点1〜5は互いに重なり合う．このような点を網膜対応点とよび，対応点に同じ像が映るとき視差は0である（連載②参照）．対応点同士の情報は視交叉より後ろでは互いに併走し，外側膝状体（**図1b**）を経てV1で隣り合う場所に到達する（**図1c**）．V1では左右眼からの情報の達する領域が分かれて柱状構造（コラム）を作る．斜視や弱視の際にこのコラム構造に変化が及ぶ．次回で詳説する．

＊右眼・左眼コラムの細胞が，コラム境界付近の細胞（**図1c**の◎）に情報を送り，ここで両眼の情報が初めて合流する．この細胞は左右どちらの眼の刺激にも反応する．中には検出した両眼視差に対して反応する細胞があり，視差選択性あるいは視差感受性細胞とよばれる．臨床的には両眼視細胞ともよばれる．

■ 視差選択性をもつ細胞

視差選択性（disparity selectivity）が最初に報告され

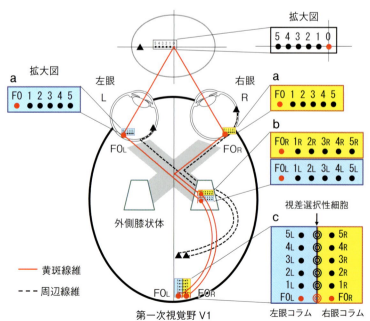

図1 網膜対応点と両眼視細胞（視差選択性細胞）
原点0の赤丸は両眼中心窩に（F0R，F0L），点1〜5は中心窩より右側網膜に映る．点0〜5，対応点同士の情報（**a**）は視交叉より後ろで併走し，右外側膝状体（**b**）を経てV1の右眼・左眼コラム内に隣り合う形で到達する（**c**）．次にコラムの細胞が境界の細胞（◎）に情報を送り，ここで両眼の情報が初めて合流する．この細胞は両眼視差を検出し，視差の大きさで反応を変える．

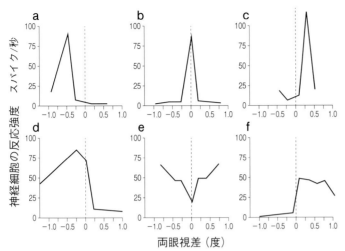

図2 視差選択性細胞（V1・V2・V3）
縦軸は細胞の反応強度を，横軸は両眼視差の大きさを，0は視差0，＋側は同側性，－側は交差性視差を表す．bは両眼視差が0のときに最大反応を示すが，交差性や同側性など大きな視差に対しては反応が小さい．eはbと逆の反応を示す．a, dは交叉性視差に対して強く反応する．aは特定の狭い範囲の視差に，dは広い範囲の視差にゆるやかに反応する．cは狭い範囲の，fは広い範囲の同側性視差に反応する．

（文献2より改変）

たのは，1968年，ネコのV1においてである[1]．麻酔下のネコで，眼球の動きを止めるため筋弛緩剤を使用した状態でV1の細胞が両眼視差に反応することを示した．しかしこの方法では両眼で同じ点を固視するのは困難であり，細胞が本当に両眼視差に反応しているのかとの批判もあがった．数々の追試で細胞の存在を証明し，現在では立体視研究の第一歩とされている．その後，無麻酔のサルによる実験で視差選択性細胞が報告された[2]．ある1点を固視するよう訓練されたサルに，視標やrandom dot stereogram（RDS，連載⑤参照）を用いて交差性あるいは同側性の視差刺激を与えることにより，視差の大きさに応じて異なる反応を示す細胞をV1・V2・V3に発見した（図2）．詳細は図の説明に記す．

＊さまざまな視差選択性細胞が，両眼から入る視差の大きさに応じて反応を変化させることで，単眼の二次元の情報を三次元の情報に変換している．視差0の基準面（ホロプター，連載②参照）を定めて検出した交差性視差は，固視点より前方や凸の，同側性視差は固視点より後方や凹の感覚につながる（連載③参照）．

視差選択性細胞は1990年代に入るとV5/MTやV5a/MSTなど背側経路（連載⑩参照）においても報告された．腹側経路に存在することを明らかにしたのは日本の研究者であり，当時の考え方を大きく変えた[1]．

■ 腹側経路の視差選択性細胞

腹側経路の最終ステージである下側頭葉に視差選択性細胞が存在することを藤田らは2000年にサルで報告し[3]，後にV4でも証明した[1,4]．サルが視差のある図形を凸や凹の感覚としてとらえているかを調べるのは非常に困難なことだが，彼らは次のような実験を行った．視標やRDSを用いて呈示した凸（交差性視差）や凹（同側性視差）の刺激を区別できるよう訓練し，凹凸どちらの感覚を得たかを回答させる．具体的には視差刺激消失後の画面で，得た感覚が凸ならば画面下方を，凹ならば上方を固視させ，眼の動きをアイモニターで観察する．さらに下側頭葉やV4に留置した微小電極で細胞の反応を記録する．このような自覚的・他覚的両方の判定によってサルが0.02度程度の細かい視差をとらえていることを証明した．背側経路は大まかな立体視に，腹側経路は精密な立体視に関与すると現在考えられている．

視差選択性細胞は生後両眼から同等の視覚刺激が届くことで育つ．立体視の発達は生後3〜4カ月に始まり3歳終わり頃に終了するとされる．片眼の白内障や不同視のため鮮明な像が映らず弱視を生じたり，斜視のため対応点に同じ像が映らなかったりすると，細胞の発育が阻害される．

文　献

1) 藤田一郎：立体世界を見る脳のしくみ．脳がつくる3D世界—立体視のなぞとしくみ．p132-170, 化学同人, 2015
2) Poggio GF, Gonzalez F, Krause F：Stereoscopic mechanisms in monkey visual cortex：binocular correlation and disparity selectivity. *J Neurosci* **8**：4531-4550, 1988
3) Uka T, Tanaka H, Yoshiyama K et al：Disparity selectivity of neurons in monkey inferior temporal cortex. *J Neurophysiol* **84**：120-132, 2000
4) Shiozaki HM, Tanabe S, Doi T et al：Neural activity in cortical area V4 underlies fine disparity discrimination. *J Neurosci* **32**：3830-3841, 2012

15. 眼優位コラム

■ はじめに

両眼の対応点の情報は，後頭葉第一次視覚野（以下V1）で互いに隣り合う場所に到達して，右左それぞれの情報の優位な柱状構造（コラム）を作る．コラムは中心窩を基準とする網膜内の位置関係を保ちながら，右左右左…と交互に並ぶ．このような構造を眼優位コラム（ocular dominance column）とよぶ．コラムは生後，両眼から同等の視覚刺激を受けることにより形成され，発育期の弱視や斜視によって患眼のコラムの幅が狭くなるなどの変化をきたす．この発見は発育期の外的刺激の変化が脳の神経回路構築に影響を及ぼすことを示し，視覚情報処理の分野を超えて脳の可塑性について新たな視点をもたらした．

■ 眼優位コラム

視覚の流れについて考える（図1）．座標軸原点0を固視するとき，0は両眼中心窩に映る．原点0の左側の点1～5は中心窩より同じ方向（右側）に同じ距離ずれた点，網膜対応点に投影される．対応点同士の情報は視交叉より後ろで互いに併走し，外側膝状体を経てV1の隣り合う場所に到達して柱状構造（コラム）を作る．図1aでは中心窩を含む水平軸上の点0～5の一対のコラムのみを示すが，実際にはすべての軸方向に対してコラムが存在する．左右眼のコラムが互い違いに，なおかつ網膜内での位置関係を保って並ぶ．図1bではV1の1～6層を立体的に示す．左右眼の情報が外側膝状体を経て4層に達する（注：細かくはP系情報は4Cβ層，M系情報は4Cα層と，達する亜層が異なるが，ここでは簡略化して4層とする）．この細胞は単眼反応性であり，4層以外に情報を送る．そこで左右眼の情報が初めて合流する（図では2/3層）．4層以外の細胞はほとんど両眼反応性である．両眼反応性細胞は4層の影響を受けるため左右眼の刺激に対する反応に差があり，黄色コラム内では右眼，青色コラム内では左眼の刺激に強く反応する．どちらかの眼の刺激や情報が優位に働く柱（コラム）が交互に並ぶ構造を眼優位コラムとよぶ．コラムの幅はヒ

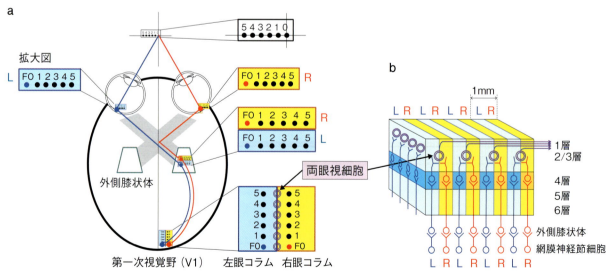

図1　眼優位コラム
a：両眼網膜対応点の情報はV1で隣り合う場所に到達し，右左眼それぞれの情報の優位なコラムを作る．b：左右眼の網膜神経節細胞からの情報は，外側膝状体を経てV1の4層に達する．これらの細胞は単眼反応性である．コラムの境界の細胞◎は両眼から同等に情報を受け取り，両眼視細胞（視差選択性細胞）として働く．

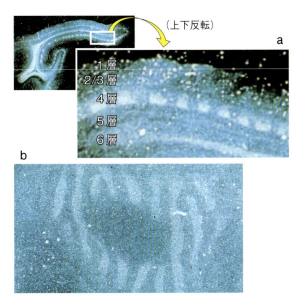

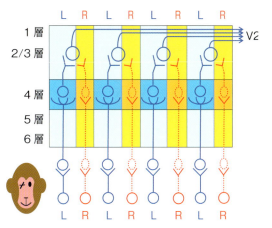

図2 HübelとWieselによるマカクサルの大脳皮質切片の暗視野オートラジオグラフ（1982年）
a：V1垂直断面写真．右眼に注射したマーカー物質が外側膝状体を経てV1に到達したあとに，脳の断面をオートラジオグラフで撮影した．白い縞は右眼優位コラム（図1bの黄色の縞）を示す．その間の部分は左眼優位コラム（図1bの青い縞）を示す．b：V1 4層水平断面写真．
（文献1より許可を得て改変転載）

図3 右眼瞼縫合後のV1眼優位コラムの変化
右眼瞼を縫合し，右眼の視覚入力が遮断された状態で成長したサルは，右眼に対応するコラムの幅が狭く，左眼のコラムは広くなる．コラム境界の細胞には左眼からの入力しか届かず，両眼視細胞として育たない．

トではおよそ1 mmである．コラム境界の細胞◎は両眼から同等に情報を受け，両眼視差に反応する視差選択性細胞であり，両眼視細胞ともよばれる（連載⑭参照）．

眼優位コラムは1963年にHübelとWieselによって初めて報告された[1]．図2は1982年に『別冊サイエンス』に掲載された二人による総説から引用した写真である．マカクサルの右眼に注射したマーカー物質が，外側膝状体を経てV1に到達したあとに，脳の断面を特殊な方法（オートラジオグラフ）で撮影している．白く光る縞状の部分がマーカーの到達した部分で，右眼優位コラムの4層を表す．間の暗く抜けた部分が左眼からの情報が届く左眼コラムである．白い縞は図1bの黄色の縞に，暗い部分は青い縞に相当する．

■ 眼優位コラムと弱視・斜視

サルやネコで幼少期に片方の眼瞼を縫合して視覚入力を遮断すると，縫合眼に対応するコラムの幅が狭くなったり，眼筋を切断して斜視の状態で育てると，両眼視細胞が認められなくなったりすることも，二人の研究から明らかになった（図3）．この発見は，発達期の外的刺激の変化が脳の神経回路構築に恒常的な変化を残すことを示し，視覚情報処理のみならず脳の可塑性について新たな視点をもたらした．一連の研究により，二人は1981年ノーベル医学生理学賞を受賞している．発達のある時期の外的刺激により恒常性の変化を残す期間を感受性期間あるいは臨界期とよぶ．

ヒトでのコラムの証明は長らく困難であったが，特殊例やMRIの進歩で実証されていく[2,3]．生後4カ月に片眼角膜混濁，20年後に同眼の網膜剥離を患った92歳の剖検例において，細胞代謝活性の指標となるチトクロム酸化酵素染色を行い，患眼のコラムの狭細化を認めたと報告された．生体においては高磁場MRIを用いてV1優位コラムの同定がある程度可能になった．機能的MRIを用いた研究により，片眼弱視患者のV1や高次視覚野において弱視眼刺激時の機能低下を認めたこと，斜視・不同視弱視患者においてコラム狭細化を認めたこと，ただしそれは早期発症例のみで，晩期発症例では認めなかったことが報告されている．基礎医学では臨界期を延長させたり，一度終了した臨界期を再開させたり等ができないか研究が行われている．

文　献

1) ヒューベル DH，ウィーゼル TN：視覚の脳内機構．脳を探る（塚田裕三編），別冊サイエンス50，日経サイエンス，p82-97, 1982
2) 増田洋一郎：視覚心理と神経眼科　ヒト第一次視覚野の可塑性と安定性．神経眼科 **26**：371-381, 2009
3) 三木淳司, 山下　力：弱視の病因論について，これまでの変遷を含めて教えてください．弱視・斜視のスタンダード（不二門　尚編），眼科診療クオリファイ22，p58-61, 中山書店，2014

16. 眼優位コラムの形成と弱視

■ はじめに

眼優位コラムの形成には，生後の正しい視覚刺激が必要である．発達期の斜視は後頭葉第一次視覚野（以下，V1）での両眼反応性細胞の減少を，片眼弱視はそれに加えてコラムの左右差をきたすなど脳の神経構築に異常を残す．早期の治療開始により，これらの変化を正常化できる．

■ 眼優位コラムの形成と視覚刺激[1]

コラムの幅は外側膝状体からの軸索の広がりを反映し，正常では左右ほぼ同じである．直接入力を受けるV1の4層の細胞は単眼反応性だが，情報が進む2/3, 5, 6層の細胞では両眼の入力が合流するため両眼反応性を示す．V1の細胞の眼優位性は慣習的に7段階に分けて評価される（図1．眼優位ヒストグラム）．1は左眼，7は右眼刺激に反応する単眼反応性細胞，2〜6は両眼反応性で，数字が増えるほど右眼刺激への反応が強くなる．中央の4は左右に同等に反応する細胞を表す．連載⑭で述べた視差選択性細胞は4に含まれ，コラムの境界に存在する．

ではコラム形成の前段階はどのような状態だろうか．生直後のネコの片眼にマーカーを注射し，それが運ばれた後のV1を調べると，4層全体がマーカーでべったりと染まる．これは片眼からの情報（＝軸索の範囲）が4層内で水平に広がり，左右眼からの軸索がオーバーラップしていることを示す（図1b）．軸索の範囲が徐々に絞られ左右の重なりが残る形で限局化し，コラムが明瞭になる（図1a）．生後どのような状況にも適応できるように，はじめは広い範囲に軸索を広げて準備し，送り手（眼）から実際に情報が届くと正しい受け手（4層の神経細胞）を選び出して伝える．そのルートが活発に動く一方で，周辺の不要な軸索は消滅していく．これは刈り込みとよばれ，中枢神経系の成熟過程でしばしばみられる現象である．その過程には2人の送り手（両眼）の情報の競合が関与する．両者から情報が同じように届けば受け手は同じ人数になり，コラムは左右差なく形成される．片方の送り手（右眼）から情報が届かないと，情報が多く届く反対眼（左眼）の受け手に変わり，右眼の受け手は減少する（図1d）．

では両眼とも遮閉した状態で育つとどうなるだろう．正常に比べると傾向は弱いがコラムは形成される．視覚入力によりすべて決定されるわけではなく，あらかじめ遺伝子に設計図が組み込まれていて，生後の視覚環境が正常なら設計図通りに進むが，異常があるとその影響を受ける．斜視の場合コラムは形成されるが，軸索の重なりがなく，両眼反応性の細胞は非常に少ない（図1c）．

■ 感受性期間（臨界期）[2]

成熟後に片眼を長期間遮閉しても，弱視もコラムの変化も起こらない．発達の特定の期間に斜視や片眼遮閉が続くと脳の変化をきたす（図1c, d）．外的刺激が脳に恒常的な変化を残す期間を感受性期間または臨界期とよぶ．この期間内に遮閉した右眼を開放して左眼を遮閉することにより，狭くなっていた右眼コラムを広げて正常化できることもわかっている（図1d→a）．これが弱視における健眼遮閉の治療につながる．正確な感受性期間を調べるべく，時期を変えて「片眼遮閉数カ月→開放して反対眼遮閉数カ月」の実験が繰り返された．コントラスト感度という特殊な視力検査（後述）に回答できるようサルを訓練して，自覚的および他覚的所見の相関についても検討されるようになった．臨床的に多い不同視弱視の病態を調べるために，不完全遮閉についても検討されるようになった．

弱視はおもに4種に分けられる（表1）[3]．不同視弱視の治療経過は比較的良好とされるが，不同視の強いものは弱視も強く両眼視も不良である．なかでも抑制暗点をもつものは視力改善に時間がかかり，立体視改善にも限界がある[4]．図1dのような変化がV1で起こっていると推測する．ヒトの視力の感受性期間は生後2〜4週では低く，その後上昇し1〜3歳でもっとも高くなり，以後8〜10歳までとされる．最近では10歳以降の治療に反応する症例の報告もある．立体視の感受性期間は視力より短く，生後3〜5カ月より4〜5歳とされる．基礎的研究では，眼で作られる特殊な物質（Otx2ホメオ蛋白質）がV1に運ばれることが臨界期の開始に重要であることがわかり，研究の発展が待たれる[1]．

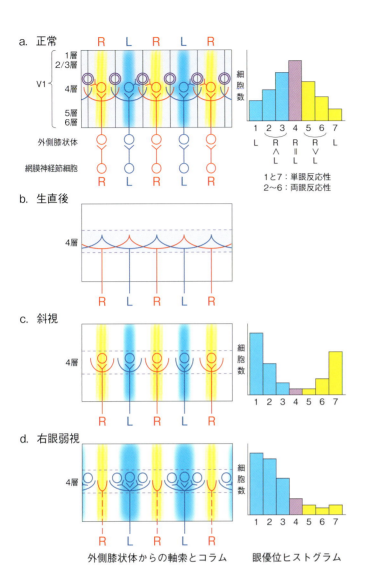

図1 眼優位コラムの形成と斜視・弱視

a：眼優位ヒストグラムはV1の細胞の眼優位性を7段階に分けて評価したものである．4層で外側膝状体からの出力を受ける細胞は単眼反応性である．4層から出力を受ける2/3，5，6層の細胞（紫部分に存在）は両眼反応性である．正常では両眼に同等に反応する4番の細胞が多い．視差選択性細胞（◎）は4番に含まれる．

b：軸索が大きく広がり重なり合う．コラムはまだはっきりしない．

c：コラムは形成されるが，両眼反応性細胞は少ない．

d：右眼遮閉で入力が減り，右眼コラムは狭く，左眼コラムは広くなる．右眼反応性・両眼反応性の細胞が少ない．

cとd：aへの変化を可能にするために，早期治療が必要である．

表1 弱視の種類と実験モデル

治療経過・予後	弱視の種類	疾患	動物実験モデル
不良 ↕ 良好	形態覚遮断	先天白内障 先天眼瞼下垂	眼瞼縫合 眼球摘出 暗所成育
	斜視弱視	斜視	眼筋切断 プリズム装用
	不同視弱視	不同視	片眼 S-10.0D 装用 遮閉膜
	屈折異常弱視	両眼屈折異常	両眼 S-10.0D 装用 遮閉膜

■ 視機能と弱視治療

コントラスト感度検査（次回で詳述）は，弱視治療後に矯正視力1.0を得た例でも異常を認めるなど，視力検査より感度が高い．片眼遮閉下に育ったサルでは，この検査での感度低下とともに，他覚的にも眼優位コラムの変化を認める．1日1・2・4時間の開放時間を設けて経過を比較すると，4時間例ではコントラスト感度・コラムとも正常とほぼ同じで，片眼遮閉の影響は小さかったとの報告がある[2]．弱視の予防や治療を考えるうえで興味深い．

文 献

1) 三木淳司編：特集 弱視研究の最先端．神経眼科 29：377-403, 2012
2) Chino YM：Developmental visual deprivation. Adler's physiology of the eye, 11th edition (edited by Kaufman PL, Alm A, Levin AL et al), p732-749, Elsevier, 2011
3) 鈴木寛子：弱視治療の進め方．あたらしい眼科 33：1609-1610, 2016
4) 矢ヶ崎悌司：弱視と両眼視機能．あたらしい眼科 27：1645-1651, 2010

17. M系とP系の役割分担

はじめに

コントラスト感度検査は，視標の縞の太さ（空間周波数）とコントラストを変えて行う視機能検査である．高い空間周波数領域（細い縞）はP系の，低い領域はM・P系両者の機能を反映する．これは外側膝状体の部分的破壊実験からも証明されている．後頭葉第一次視覚野（以下，V1）において高い空間周波刺激に反応する細胞と低い刺激に反応する細胞の局在が異なり，前者が境界線の，後者が物体表面の模様や質感の検出に関与する．

コントラスト感度検査[1]

ランドルト視力検査などでは視標のコントラストが90％以上と規定されているのに対して，こちらは縞視標のコントラストを変化させて弁別できる最低のコントラスト（コントラスト閾値）を調べる視機能検査である．もっとも悪い条件下で「見る力」を調べるため，視力検査ではとらえられない軽度の異常を検出できる．視角1°の中に明暗の繰り返しが何周期あるかを表すのが空間周波数（spatial frequency）である．図1aはCSV-1000E（Vector Vision）の視標の部分である．4種類の空間周波数［3,6,12,18c/d（cycle/degree）］に対して8段階のコントラストで検査を行う．2段1組の片方は縞があり，他方は単色であり，縞の見えるほうを1→8方向に回答させ，弁別できるコントラスト閾値を測る．一般的にカメラやレンズなどの器械では低周波領域（太い縞）で感度が高く，高周波（細い縞）ほど感度が下がるのに対して，ヒト視覚では5c/d付近で感度がもっとも高く，それより周波が低くても高くても感度は下がる．大脳での側方抑制あるいは網膜での輪郭強調効果（連載⑧参照）によるとの説もあるが，正確な機序は不明である．

連載⑨⑩で網膜の大型神経節細胞Pα（Y）から始まる大細胞系（M系）が物の位置・動き・光のちらつきの情報を，小型細胞Pβ（X）から始まる小細胞系（P系）が物の形や輪郭，色の情報を伝えることを述べた．

空間周波数の処理（空間分解能）ではP系が，時間周波数の処理（時間分解能）ではM系が主導的役割を果たす[2]．空間周波数感度は外側膝状体P系の破壊で大きく低下するが，M系破壊ではほとんど影響を受けない（図2a）．時間周波数感度（フリッカー値）はM系破壊で大きく低下するが，P系破壊の影響は小さい（図2b）．

不同視弱視はP系の異常と考えられてきたが，視力0.5以下の不同視弱視ではM系にも障害を認めたとの報告が近年されている．また健眼とされたほうにもコントラスト感度の低下やVEPの潜時延長などの異常を認めたとの報告があり，両眼ともに注意が必要である．

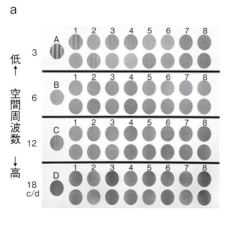

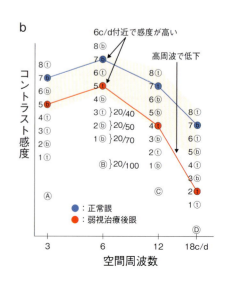

図1　コントラスト感度検査 CSV-1000E（Vector Vision）
a：3,6,12,18c/dの4種類の太さの縞と8段階のコントラストに分かれている．2段1組の片方にのみ縞があり，縞の見える方を1→8方向に回答させ，弁別できるコントラスト閾値を測る．b：測定結果．青は正常眼，赤は不同視弱視治療後眼．治療後（1.0）でも高周波領域で感度低下を認める．いずれも6c/dでもっとも感度が高い．灰色領域は正常範囲を示す．

■ 眼優位コラムと空間周波数

サルV1では，高周波刺激（5〜7c/d）に反応する細胞と低周波刺激（1〜1.5c/d）に反応する細胞の局在が異なっている（図3）[3]．前者は眼優位コラムの境界部分に多い．特定の方位に選択的に反応する細胞群が柱状に存在し，境界に沿って40μmの間隔で最適方位が10°ずつ変化する．これを方位選択性コラムとよぶ．境界線の傾きの検出に働く．この部位は両眼視細胞（視差選択性細胞）の存在する部分でもある．後者は眼優位コラム中央の単眼性の強い部分に多く，風車状に最適方位コラムが並び，表面の模様や質感などの情報処理に働くとされる．高周波反応領域が精密な視力や立体視に，低周波反応領域が物体表面の情報や大まかな立体視にと関連づけができれば非常にシンプルであるが，詳細については今後の研究が待たれる．

M系とP系とでは発達時期も感受性期間も異なる．M系は生後2〜4カ月で急速に発達し6カ月でほぼ成人レベルに達するのに対して，P系はやや遅れて2歳までに発達し，4歳すぎで成人レベルに達する．感受性期間とは外的刺激が脳に恒常的な変化を残す期間のことであるが，M系で生直後から生後10カ月まで，P系では生後より1〜3歳でもっとも感受性が強く10歳位までとされる．P系の発達は視力や精密な立体視などイメージしやすい．M系の発達は定位，眼球運動，追視などの力に反映され，安定した眼位や精密な立体視に必要である．M系に起こった異常がその後の両眼視の発達にも影響を及ぼす．次回でM系の具体的な障害について考える．

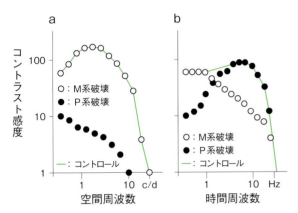

図2 サル外側膝状体の部分的な破壊実験によるM系・P系の機能
○はM系である1〜2層を破壊後の結果，ほぼP系の機能を反映する．●はP系である3〜6層を破壊後の結果，ほぼM系の機能を反映する．
a：空間周波数感度はM系破壊でもコントロールとほぼ同じであるが，P系破壊では感度の大幅な低下を認める．**b**：時間周波数感度はP系破壊で低周波低下を認めるが，M系破壊では高周波感度の大幅な低下を認める．（文献2より改変）

文　献

1) 四宮加容：コントラスト感度検査．弱視・斜視のスタンダード（不二門尚編），眼科診療クオリファイ22，p73-76，中山書店，2014
2) Merigan WH, Mansuell JH：How parallel are the primate visual pathways? *Ann Rev Neurosci* **16**：369-402, 1993
3) 福田　淳・佐藤宏道：一次視覚野の特徴抽出性．脳と視覚—何をどう見るか，p168-204，共立出版，2002

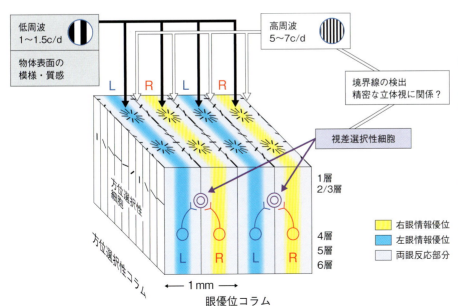

図3 方位選択性コラムと眼優位コラム
高周波刺激に反応する細胞は眼優位コラムの境界部分に多い．特定の方位に選択的に反応する細胞群が柱状に存在し，最適方位が10°ずつ変化する方位選択性コラムをなす．境界線の傾きを検出する．低周波刺激（1〜1.5c/d）に反応する細胞は眼優位コラム中央の単眼性の強い部分に多く，ある点を中心に風車状に最適方位コラムが並ぶ．表面の模様や質感などの情報を処理する．

18. 眼球運動の非対称性とM系経路の発達

■ はじめに

生後半年までは，単眼で見る際に耳側→鼻側と鼻側→耳側への追視や視運動性眼振に差を認める．半年以降で差がなくなる．この変化はM系の発達を反映すると考えられる．生後半年以内に発症した内斜視では成長後もこれらの差が残る．M系感受性期間内の異常はM系に障害を残し，眼位保持や眼球共同運動に影響を及ぼす．

■ 膝状体系と膝状体外系

外側膝状体を介する視覚経路を膝状体系あるいは皮質経路とよぶのに対して，それより発生学的に古い系で上丘を介する経路を膝状体外系あるいは皮質下経路とよぶ．上丘に相当する部位を両生類や鳥類等では視蓋(tectum)とよぶ．上丘より前方部を視蓋前域(pretectum)とよぶのはそれに由来する．この部に視索核(nucleus of the optic tract)がある（後述）．1970年代以降に膝状体系の分類が進み，まとめると下記となる．

1) 膝状体系（皮質経路）
   i) P系＝形態覚（物の形・輪郭）
   ii) M系＝動態覚（空間位置・動き・追視）
   iii) K系＝青色情報（M系機能にも関与）
2) 膝状体外系（皮質下経路）
   眼球運動や原始的な反射

■ 眼球運動の非対称性（motion direction asymmetry）

生後3～5カ月の乳児で水平方向の滑動性追従運動（追視，smooth pursuit）を片眼ずつ調べる（図1）．固視眼を基準に耳側→鼻側に動くものの追視はスムーズだが，鼻側→耳側への追視はスムーズでなく歯車状である．これを追従運動の非対称性とよぶ[1]．生後6カ月を過ぎると鼻側→耳側への追視もスムーズになり，眼球運動は対称的になる．同様の変化は視運動性眼振（optokinetic nystagmus：OKN）でも認められる（図2）[2]．OKNは視野全体の大きな動きで誘発される眼振で，電窓から外を眺めているときなどに起こる．外界が動くときに像を網膜上でブレずにとらえるしくみである．被検者の眼前で，白黒の縦縞模様のドラムを水平方向に一定速度で動かす．縞の動きの方向にゆっくり眼球が動く緩徐相と，反対方向に眼球を戻す急速相からなる．生後3～5カ月までは固視眼を基準に耳側→鼻側への動きによる眼振は強く（図2a），鼻側→耳側の動きへの眼振は弱く（図2b），非対称的である．6カ月以降には対称的な眼振に変化する．図1，2の変化はM系の正常な発達を表す．6カ月以内に内斜視を発症するとこれらの変化は起こらず非対称性が続く．M系の発達不良を表す．

この変化は，生後早くから機能する皮質下（膝状体外）経路に，急速に発達する皮質（膝状体）経路の機能が加わることで起こる（図3）．視索核は反対眼の鼻側網膜から入力を受け，OKN緩徐相の発生にかかわる．視索核への刺激は両眼を同側へ向ける指令を生む．図では眼前に動く物があるときの脳内活動を，左眼を基準に考える．

耳側→鼻側への動き：左眼鼻側網膜→視交叉→右視索核→両眼を右方向へ動かす指令を出す．この皮質下経路は生後より機能するため，3～5カ月でも右向きの緩徐相をもつ眼振が出現する．

鼻側→耳側への動き：左眼耳側網膜・右眼鼻側網膜→左外側膝状体→V1（両眼情報合流）→V2・3→V5/MT→V5A/MST→左視索核→両眼を左方向へ動かす

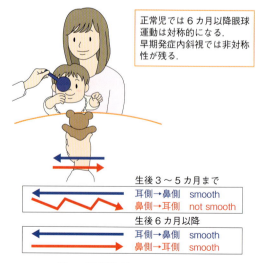

図1　滑動性追従運動の非対称性

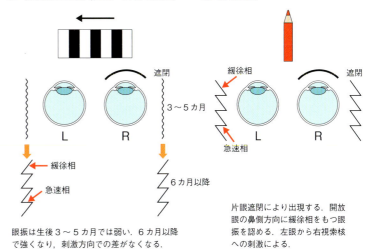

図2 視運動性眼振（OKN）と潜伏眼振

a. 視運動性眼振（耳側→鼻側の刺激）
誘発される眼振は生後3〜5カ月でも強い．緩徐相は視標の動く方向に一致

b. 視運動性眼振（鼻側→耳側の刺激）
眼振は生後3〜5カ月では弱い．6カ月以降で強くなり，刺激方向での差がなくなる．

c. 潜伏眼振
片眼遮閉により出現する．開放眼の鼻側方向に緩徐相をもつ眼振を認める．左眼から右視索核への刺激による．

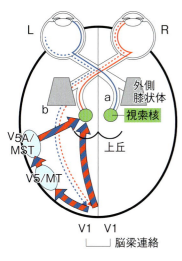

a：皮質下経路 ——
　左鼻側網膜→右視索核→両眼を右へ

b：M系皮質経路 ┄┄┄
　左耳側網膜・右鼻側網膜→外側膝状体→V1→V2・3→V5/MT→V5A/MST→左視索核→両眼を左へ

生後3〜5カ月ではV1以降のM系皮質経路（➡）が発達途上のため，左単眼では左視束核への刺激が届かず，左へのOKNが弱い．6カ月以降に両者が機能し，OKNは対称的になる．

図3 視運動性眼振（OKN）と視索核

司令を出す．このM系皮質経路は生後半年までは機能が弱い．**図2b**のように右遮閉して左眼のみにすると左視索核に十分な情報が伝わらず，「両眼を左へ向ける」との司令が作られないため眼振が弱い．この経路が発達して左視索核へ情報が伝わるようになると，眼振が強くなる．OKNは皮質下，皮質経路両方の機能を表す．

では3〜5カ月の早期に内斜視が存在すると，なぜM系の発達が障害されるのだろうか．サルの実験で生直後から交代遮閉を続けたり，両眼にそれぞれ20⊿のプリズムを装用させ大角度の入力異常を長期間与えたりすると眼球運動の非対称性が続くこと，これらの入力異常を早期に正常化すると非対称性が減ることが報告されている[3]．M系皮質経路の正常な発達にはV1以降に両眼融合情報が届くことが必要と考えられるが，詳細について研究の発展が待たれる．小児では生後1カ月の単眼固視から2カ月の両眼固視へ，3〜5カ月には融像，追視，共同運動への変化が起こる．眼球運動の司令には視索核のほか，V5/MT，V5A/MST，後頭頂葉，前頭眼野などが関与する．これらの部位へ単眼に偏った情報が届くこともM系の発達を阻害し，眼位保持や共同運動に影響を及ぼすと考える．

■ 潜伏眼振（latent nystagmus）

乳児内斜視にはしばしば潜伏眼振を合併する（連載⑦参照）．両眼開放では眼振を認めず，片眼遮閉により固視眼の鼻側方向に緩徐相をもつ眼振が出現する（**図2c**）．固視眼から対側の視索核へ刺激が伝わることによる．M系感受性期間は生直後から10カ月頃までである．乳児内斜視に対して生後6カ月以内の超早期手術例が蓄積されつつある．斜視による入力異常を早期に正常化することがM系の正常な発達と長期予後の改善につながる．

文　献

1) Schor CM：Neural control of eye movements. In：Adler's physiology of the eye, 11th ed (edited by Kaufman PL, Alm A), p220-242, Elsevier, 2011
2) Norcia AM：Development of vision in infancy. In：Adler's physiology of the eye, 11th ed (edited by Kaufman PL, Alm A), p713-724, Elsevier, 2011
3) Hasany A, Wong A, Foeller P et al：Duration of binocular decorrelation in infancy predicts the severity of nasotemporal pursuit asymmetries in strabismic macaque monkeys. *Neurosciense* **156**：403-411, 2008

19. 視覚の進化と両眼視

はじめに

草食動物は周囲の危険を察知するため，眼は顔の横につき，単眼ずつ広い視野をカバーする．その分，両眼の視野の重なりは狭い．霊長類では樹上での移動，肉食動物では狩りのために，両眼の視野の重なる部分で距離をつかむようになった．視野の重なりは拡大し，眼は顔の前に移動して脳の構造にも変化が起きた．ヒトでは二足歩行により手を使えるようになったことが脳のさらなる変化につながった．

視覚の進化——視蓋と上丘

生物にとって最優先の課題は生命の存続である．敵から逃げ食料を確保する．そのため周囲の環境に身体を適応させていくなかで，視覚も進化をとげた．両生類や爬虫類などの下等な動物にとって視覚の中枢は視蓋である（図1a）．その視覚はわたしたちの視覚とは大きく異なり原始的である．カエルでは視野に動く物が入ってきたとき，大まかな形と動きによって逃避か捕食か行動が決定される[1]．動かない物は認識できない．本物の虫でなくても小さな横長の長方形が横に動くと身体をそちらに向け捕食行動を起こす．縦長の長方形やその縦方向の動きには，警戒か逃避行動をとる．頭をもたげたヘビに似ているからである．

哺乳類では視覚の最終中枢は大脳へ移る．新天地の大脳で視覚野が拡大する一方，視蓋に相当する上丘は縮小した（図1b, c）．しかし，視蓋の特徴を引き継ぎ，原始的な反射に関与し動きを見るのを得意とする．上丘の深層には体性感覚や聴覚の入力があり，これらの感覚と視覚が統合される．ネコやげっ歯類では視野に動く物が入ってくると反射的に眼・頭・身体をそちらに向ける．眼球の動きが発達しているヒトでは，視野内の動きに対して衝動性眼球運動（saccade）で眼を向け固視する．これらの行動には上丘が関与する．

鳥類の視覚の最終中枢は視蓋だが，タカやハヤブサなど猛禽類では，ヒトと同程度の小さな視差の検出ができるなど高度な視覚や立体視をもつ．ヒトとは異なり視蓋を発達させた成果である．

両眼視野の重なりと視交叉の変化

草食動物は周囲の危険を察知するため，眼は顔の横につき，単眼ずつ広い視野をカバーし，両眼の視野の重なりは狭い．ウサギでは単眼ずつの視野は170°，両眼の視野の重なりは前方10°と後方9°である（後ろが見えるのかと驚くが，後方から迫る敵との距離を測るため，後ろ上方は両眼視できるようだ）．肉食動物では広い視野をもつよりも，獲物と自分の距離をつかむほうが有利になる．両眼の視野の重なる部分では単眼視の部分より距離をつかみやすい．両眼は前方を向き視野の重なりが増える（図2）．

霊長類の祖先はネズミのような小さな夜行性の動物だった．樹上で暮らしていたため，樹から樹へうまく飛び移り，木の実や虫を採ることが広い視野をもつより有利であった．肉食動物とは別の理由で両眼視を発達させて

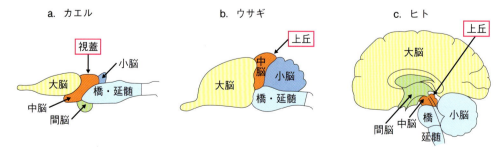

図1 視覚の進化—視蓋と上丘
視覚の中枢は両生類，爬虫類，鳥類では中脳の視蓋であるが，哺乳類では大脳に移る．哺乳類の大脳は拡大し，視蓋に相当する上丘は縮小する．**a, b**：脳外観，**c**：脳矢状断．

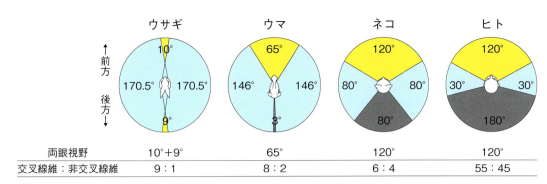

図2 両眼視野の重なりと視交叉の変化

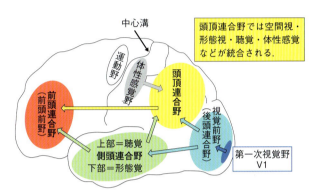

注）視覚前野は以前に後頭連合野とよばれたが，視覚情報のみに関係するため近年前者が使われる．

図3 連合野による異種感覚の統合

いく[2]．枝をたぐり寄せて確実につかむために手の形も変わる．横並びの5本の指は，親指がほかの4本の指と向かい合う形に変化した．

　両眼視野の重なりと視交叉における非交叉・交叉線維の割合は相関する（**図2**）[3]．完全交叉では，左右の眼の情報を照合するには脳の左右を連絡する交連線維（脳梁）が必要である．同側に進む線維（非交叉線維）が増えると脳梁なしに脳の同じ側で左右眼の情報を照合したり，融合したりが可能となる．両眼に反応する細胞や視差選択性細胞が出現したと考えられる．非交叉線維の割合が増えるほど両眼視野の重なりが増える．交叉線維と非交叉線維との割合はウサギで9：1，ウマで8：2，ネコで6：4，ヒトで55：45である．非交叉線維の増加は外側膝状体の層構造（ネコでは4層，霊長類で6層）の出現，第一次視覚野V1での眼優位コラムの出現につながった．両眼視のために，脳はその構造を長い時間かけて再構築していった．げっ歯類では非交叉線維は1割程度で，外側膝状体の層構造も眼優位コラムも認めない．

　注：ヒトや霊長類での半交叉は中心窩を通る垂直線を境に交叉・非交叉が分かれるが，実は中心窩を含む2°以内では耳側にあっても交叉するもの，鼻側にあっても交叉せず同側に進むものがあり，互いに重複している．これを鼻側耳側重複（naso-temporal overlap）とよぶ．サルの視索にマーカーを注射し，網膜に逆行性に運ばれたマーカーの観察により証明された．したがって中心窩2°以内の情報は左右の第一次視覚野V1で共有される．

■ 手の発達と精密立体視[4]

　樹上生活で発達した両眼視は，物を握るのに適した形になった手の能力と相まって，さらに精密な立体視へと発展する．後に霊長類の祖先が樹上から降りて地上で暮らし始めたこと，二足歩行を始め前肢（両手）が自由になったこと，中心窩の発達で視力を向上したことから脳の構造はさらに変化した．大脳皮質，なかでも連合野とよばれる部分がヒトでは拡大していった．連合野（association area）とは，運動野と一次感覚野以外の大脳皮質の部分である．前頭・頭頂・側頭連合野に分けられ，異種類の感覚間の相互作用や統合に携わる（**図3**）．頭頂連合野では視覚（空間知覚，形態覚），聴覚，体性感覚などが統合される．空間視の最終ステージである後頭頂葉（post parietal cortex）（連載⑫）は頭頂連合野に属する．異種感覚の統合は上丘でも行われるが，こちらではさらに高い精度で感覚統合が行われる．

文　　献

1) 鈴木光太郎：形をとらえる．動物は世界をどう見るか．p109-134，新曜社，1995
2) NHKエンタープライズ21：大陸大分裂　目に秘められた物語．NHKスペシャル地球大進化46億年・人類への旅，第5集，DVD，NHKソフトウェア，2005
3) Duke-Elder S：The eye in evolution. In：System of ophthalmology (edited by Duke-Elder S), vol.5, Mosby, St Louis, 1963
4) 入來篤史：知性の起源―未来を創る手と脳のしくみ．脳研究の最前線　上（理化学研究所脳科学総合研究センター編），ブルーバックス，p132-181，講談社，2007

20. 逆さめがね・視覚の三次元地図

■ はじめに

外界の景色が反転せず網膜に映る「逆さめがね」をかけると，当初世界は倒立して見えるが，徐々に正立して認識できるようになる．私たちが生後体得した視覚の三次元地図と脳の適応力について考える．

■ 逆さめがね

外界の景色は網膜に上下左右反転して映るが，私たちが認識するのは正立の景色である．もし反転せず網膜にそのまま映ったらどのように見えるだろうか．Strattonは100年ほど前に実験を行っている[1]．彼は凸レンズやプリズムを組み合わせて網膜に正立の像が映るような眼鏡を作り，自分で試した．その様子が『動物は世界をどう見るか』（鈴木光太郎著，新曜社，1995）[2]に詳しく記載されているので引用する（一部省略）．

「逆さメガネとは，プリズムや鏡などを使って網膜に正立の（そして左右も逆転していない）像を映し出すしかけだ．このメガネをかけると，当然ながら，外界は上下左右とも逆転して見える．…右足を踏み出せば，足が視野の中で左側の向う側からこちらに向かって踏み出されるように見え，右に見えるものに目を向けようとすると，視線は思いもよらず，左に行ってしまう．視覚的な位置や方向は，実際の位置や方向と対応関係が逆になって，混乱した状態に陥ってしまう．ところがである．このメガネをかけたまま1週間や数十日といった期間生活してゆくと，逆さの世界が不自然ではなく感じられてくるのだ．自分の手足が視野のなかでどの位置にあり，どう動かせばどの方向に動くという対応関係がふたたび身につくようになれば，世界は逆さではないように見えてくるのである．」

つまり網膜に映る反転像をもう一度反転させて認識していたが，そのやり方が通用しなくなったため，反転せずに認識するやり方を脳が始めたのである．逆さめがねの世界は，実は眼科医にとって身近なものである．倒像鏡を使いレンズを通して浮かぶのはちょうど逆さめがねの世界なので，その感覚に慣れていく過程を思い出していただければどうだろう．

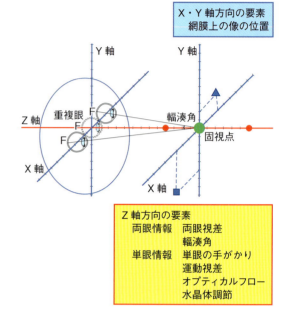

図1 視覚に基づく三次元地図
XYZ軸方向の情報を統合して視覚による三次元地図を脳内に再現し，物の位置を定める．F：中心窩．

■ 視覚に基づく三次元の地図

自分を原点としてXYZ軸方向に広がる三次元の空間を，私たちは両眼の網膜像をもとに再現している（図1）．基準となるのが固視点と両眼中心窩Fを結ぶ線であるが，両眼を合成したような一つの目を両眼の間に想定する方がイメージしやすい．このような一つの眼を重複眼とよぶ．重複眼の中心窩と固視点を結ぶ線はZ軸と一致し，「真正面」の基準となる．網膜に像の映る場所が位置情報となり，XY平面での位置を定める．Z軸方向の位置を定めるのが，両眼情報として両眼視差や輻湊角，単眼情報として単眼の手がかりや運動視差（連載⑥参照），水晶体による調節などの要素である．両眼視差については，融像による凸凹の感覚以外に，たとえば生理的複視のような融像できないほどの大きな視差も奥行き情報として利用される（連載③参照）．

これが視覚に基づく三次元の地図である．その他の感覚（聴覚・体性感覚・前庭平衡感覚など）についてもそ

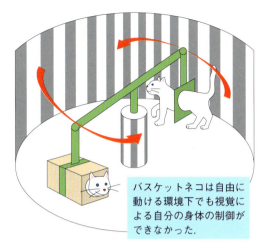

図2 ネコのメリーゴーランド
（文献3より改変）

バスケットネコは自由に動ける環境下でも視覚による自分の身体の制御ができなかった．

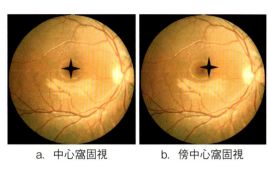
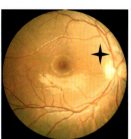
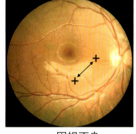
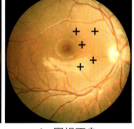

a. 中心窩固視　　b. 傍中心窩固視

c. 傍黄斑固視　　d. 周辺固視

e. 固視不良　　　f. 固視不良

図3 固視の分類
重度の弱視で固視不良状態（e・f）であっても，早期治療によりd→c→b→aと改善する例もある．

れぞれの地図があり，それらが頭頂連合野で統合され（連載⑲参照），違和感なく行動できる．逆さめがねをかけると視覚地図が反転し，他の感覚と乖離してしまう．しかしその世界で体を動かし周囲に働きかけていくと，他の感覚地図とのすり合わせが進み，やがて正立した像を得られるようになる．

■ 三次元地図の体得

自分が使っている視覚の三次元地図は，その存在も知らされず誕生と同時にこの世界に放り出され，無我夢中で一から体得したものである．その作業は逆さめがねの世界に慣れるより，もっと困難なものだっただろう．視覚地図の体得には，実際に動き回り，物に働きかけることが鍵となると以下の実験で示された[3]．

生直後から約10週間暗室で育てた2匹のネコをメリーゴーランドのような装置につなぐ（図2）．1匹は自由に動ける．もう1匹はバスケットに入れられ自分では動けないが，もう1匹のネコの動きに連動して運ばれる．2匹とも1日3時間を装置で，残りの時間を暗室で自由に動き回れる環境で数日から数週間過ごさせる．バスケットネコは，たとえば眼前の机の角に前肢を伸ばすような動作が正確にできず，障害物をうまく避けて歩けないなど，視覚による行動の制御ができなかった．自分の手足や体の動きとそれによる網膜像の変化とを対応づけて行動することを「視覚・運動協応」とよぶ[2,3]．能動的に周囲に働きかけられる環境が大切である．

■ 固視・定位

脳内に三次元空間を再現し物の位置を定めるには，安定した固視が必要である．眼・頭・身体が動いても目の前の景色が揺れないように補正する前庭系との協調が必要である．「見たい物に目を向ける・対象物を両眼の中心窩でとらえる」という普通のことが実は訓練を要することなのだ．強度の弱視では自分の中心窩がどこを向いているかがわからない．そのため意識的に眼を動かすことができず，眼球は小刻みに揺れ内転したままとなる．早期発見と治療により固視は改善する（図3）．治療が遅れると視力は改善しても不安定な固視が残り，視覚地図の基準が定まらず，空間知覚にも影響を及ぼす．

文　献

1) Stratton GM：Vision without inversion of the retinal image. *Phychol Rev* **4**：341-360, 463-481, 1897
2) 鈴木光太郎：ものの位置を知る．動物は世界をどう見るか，p219-246，新曜社，1995
3) Held R, Hein A：Movement-produced stimulation in the development of visually guided behavior. *J Comp & Physiol Psychol* **56**：872-876, 1963

21. 固視を安定させるしくみ

■ はじめに

三次元空間を脳内に再現し，物の位置を定めるには，安定した固視が必要である．眼や頭が動いても視野が揺れず安定するように，脳は入ってくる情報を補正し，環境の変化に応じて補正方法を変える．

■ 視覚の空間的恒常性

部屋で本を読んでいるとき，視野の左端に動きを感じて目を向ける．ネコがボールにじゃれている．動くのはネコだけ，目の前の本も景色も静止している．両眼を左に動かすとき景色は実際には右に同じ速さで同じ量だけ流れるが，私たちの眼には静止して見える．網膜上で景色は左に流れるが，脳は「両眼を左へ動かしている」という情報をもち，網膜上の像の動きから眼の動きを差し引いて補正する．

今度は指で片眼を押して動かすと，景色は動いて見える．たとえば，右眼を指で耳側から鼻側に押して回転させると，景色は正面から右に流れる．網膜上を像が左に流れるのは先ほどと同じだが，自発的に眼を動かしていないので脳が補正を行わなかったのだ．このような現象を視覚の空間的恒常性とよぶ[1]．

■ 前庭眼反射（vestibulo ocular reflex：VOR）

次に眼前の鉛筆を固視したまま，頭を左右に振ってみる（図1）．鉛筆は静止して見える．頭の回転分だけ両眼は反対方向に回転して，眼の位置が変わらないからである．これは網膜上の像が動かないよう，頭の動きを眼の動きで補正する反射である．これにより電車のなかで頭が揺れても本を読めたり，歩きながら看板の字を読んだりできる．この反射は，頭が動くときに加わる重力・直線および回転方向の速度を前庭器官が感じ，視野を安定させ平衡感覚を保つためのしくみである．前庭器官は三半規管と耳石器（卵形囊と球形囊）からなる．前者は回転加速度を，後者は重力と直線加速度を検出する．水平面の回転では，三半規管のうち水平半規管が反応し，前庭神経核を介して動眼神経核・外転神経核に信号を送り，反対側に両眼を回転させる．

おもな神経回路を図2に示す．頭を左に回転させたとき（①），左水平半規管には興奮信号（＋）が，右の半規管には抑制信号（－）が発生する（②）．興奮信号（＋）は前庭神経核外側核と内側核に伝わる．外側核からは左動眼神経核（③）を経て左眼内直筋に伝わる．内側核からは右外転神経核（④）を経て右眼外直筋に伝わる．抑制信号（－）は左外転神経核（④）を経て左眼外直筋と右内側縦束（⑤），右動眼神経を経て右眼内直筋に伝わる．右外直筋・左内直筋は収縮し，右内直筋と左外直筋は弛緩し，眼球は右に回転する（⑥）．

これが前庭眼反射であり，垂直・回旋方向にも同様のしくみが存在する．VORが正常であれば，眼球運動神経核から眼筋までの経路には異常がないといえる．この現象は人形の眼試験（doll's eye phenomenon）として眼球運動異常が核上性かどうかの判定に使われる．Saccade, persuit, 視運動性眼振（optokinetic nystagmus：OKN, 連載⑱参照），VORはすべて両眼共同運動であり，眼球運動神経核より末梢の眼筋に至る経路は

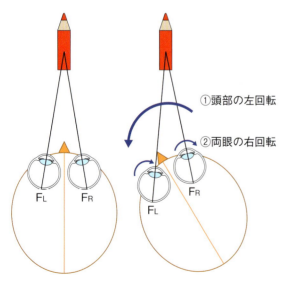

図1　前庭眼反射（vestibulo ocular reflex：VOR）
鉛筆を見ながら頭を左に回転するとき，両眼は右に回転し，眼の位置は変わらない．網膜上の像がぶれないよう頭の動きを眼の動きで補正する反射である．人形の眼試験として眼球運動異常が核上性かどうかの判定に使われる．
FR：右中心窩，FL：左中心窩．

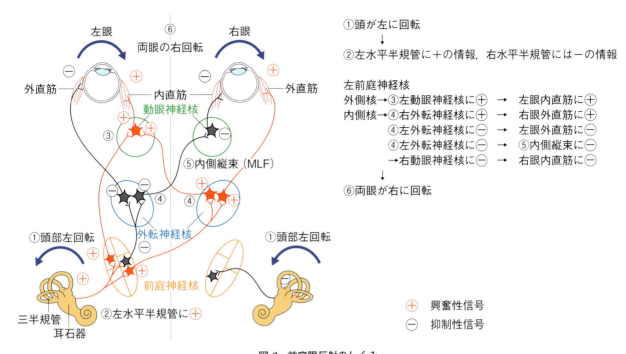

図2 前庭眼反射のしくみ
内側縦束（medial longitudinal fasciculus：MLF）

共通である．乳児内斜視ではVORは正常だが，頭を固定した状態での自発的な外転運動は不良であり，「見かけ上の外転不良」とよばれる（連載⑦参照）．

■ 前庭眼反射の適応性

VORの恩恵を感じることはふだんほとんどないが，両側の前庭障害を起こして激しい動揺視に襲われると存在を実感する．また，宇宙飛行士が帰還後に動揺視を訴えるのは，宇宙でのVORの変化による．無重力では前庭器官への入力が変わる．視野の安定のため，前庭入力への依存が減り，視覚入力への依存が高まる．地球に帰還直後は動揺視を感じるが，地球環境で過ごすと元に戻る．同じ理由から，動きながら見る力が落ち，歩きながら看板や標識の字を読むのに困難を覚えるが，これも回復する．斜視の患者が同様のことを訴える場合があり，VORがうまく機能していない可能性が考えられる．

このような環境の変化への適応には小脳片葉がかかわる．逆めがねをかけると当初視野全体が大きく揺れて見える（連載⑳参照）．景色が逆さまに見えるせいもあるが，本来視野を安定させるしくみであるVORが逆に不安定さを増幅させるからでもある．頭の左回転で視野は右に流れるが，逆めがね下では左に流れる．両眼が右へ回転する反射は，それをさらに強め，激しいめまいや悪心を引き起こす．しかし時間とともに，頭を回転時の両眼の逆方向への回転量は減少していく．網膜像の揺れが小さくなるような補正方法を脳が探っているのだ．もっともよい補正方法を見つけだし，2週間ほどで視野は安定する．サルに特殊なレンズを装用させ，視野を2倍に拡大したり，1/2に縮小したりすると，それに応じて眼球の回転量が2倍あるいは1/2に変化することも示された．環境の変化に合わせて脳の神経細胞が信号の出し方を変えること，これに小脳のPurkinje細胞がかかわることを初めて示唆したのが日本の伊藤である[2]．

外側膝状体系のM系は脳内に三次元空間を再現し，物の位置を定め，自分との位置関係をつかむ．動く物体の方向と速さを見きわめ，追視する．それを上丘を含む膝状体外系，OKN，VORなどの機能が補完する．正常人ではこれらの連携がスムーズであり，その恩恵を意識しないが，斜視患者では連携がうまくいかないために問題が起こる．走りながら飛んでくるボールを受けたり蹴ったり，多くの車の走る中で進路変更したり，ふだん意識せずにしている動作がとても高度でむずかしいものだとわかる．

文　献

1) 篠田義一：眼球運動の生理学．眼球運動の神経学（小松崎篤，篠田義一，丸尾敏夫），p1-146，医学書院，1985
2) 甘利俊一：脳は理論がわかるか―学習，記憶，認識の仕組み．脳研究の最前線　下（理化学研究所脳科学総合研究センター編），p300-364，講談社，2007

22. 視覚はよみがえる

■ はじめに

『視覚はよみがえる』[1] という本を紹介したい．著者は米国の大学の神経生物学教授である．幼少時に乳児内斜視で治療を受けたが立体視を得られなかった．48歳から数年にわたる訓練を受け立体視を獲得した．彼女は脳の感受性期間や可塑性について豊富な知識をもつ．立体視獲得前後の見えかたの変化を客観的に描写し，脳の両眼視細胞と関連づけて考察する．「斜視の人は，正常な視覚の人が片目を閉じて見るのと同じやりかたで世界を見ている，というのは誤った前提だ．ふだん両眼で見る人は，片眼を遮閉しても両眼で見たときの三次元の情報をもとに脳で補正して見ている」という言葉に私は衝撃を受けた．両眼で見るとは1+1=2ではなく1+1＝∞なのである．

■ 斜視訓練の現状と問題点

大型弱視鏡という両眼視の検査と訓練のための器械がある（図1）．両眼に別々にスライドを呈示して同時視・融像・立体視の能力を調べる（図2）．絵の大きさは，網

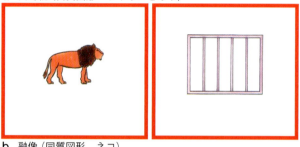

a 同時視（異質図形　ライオンとオリ）

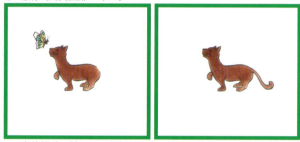

b 融像（同質図形　ネコ）

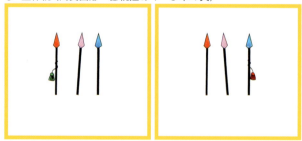

c 立体視（同質図形一部視差あり　3本の矢）

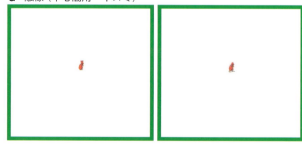

d 融像（中心窩用　ネズミ）

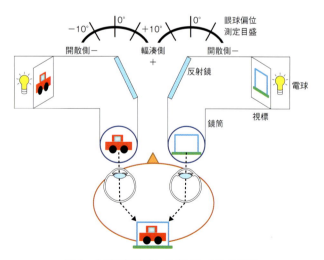

図1　大型弱視鏡（シノプトフォア）の構造
二つの鏡筒は水平・垂直・回旋方向に独立して動くので，眼位に合わせて視覚刺激を別々に呈示できる．ここでは水平方向の目盛のみ示す．両眼の対応点に個別に刺激を与えることにより，両眼視の検査や訓練が可能である．

図2　大型弱視鏡の視標
網膜に投影される図形の範囲で①最大（視角はおよそ7～11°），②周辺部網膜（5～8°），③黄斑部（3～5°），④中心窩（1～2°）用に分類できる．a～cは最大サイズ，dは中心窩用の最小サイズである．中心窩や黄斑部を含む両眼対応点にこれらの刺激を与え，均等に認識できるよう感覚面から働きかけ，訓練を行う．

膜に映る範囲により4段階に分かれる．最小の中心窩スライド（d）で融像可能ならば正常両眼視をもつと考えてよい．訓練の対象は片眼抑制や網膜異常対応である（**図2**の説明文参照）[2]．訓練は1990年頃まで精力的に行われたが，片眼抑制がとれ，逆に複視に悩む例も出たため，症例を選んで行うよう注意喚起された．現在は斜視手術や屈折矯正が主体で，訓練は補助的なものとされる．乳児内斜視には手術，調節性内斜視には眼鏡装用でまず斜視角を減少させる．眼位が正位や斜位になれば両眼視はおのずから段階的に改善していく．しかし，わずかな内斜視が残り，微小角斜視になったり交代視したり，両眼視の困難な例が早期発症のものに多い．感覚性融像はあっても運動性融像が弱く，正しい位置に眼を動かせない例もあり，改善に限界がある．著者が受けた訓練は運動面のものが多く，その点で従来の訓練と異なる．

■ 48歳からの訓練

彼女は1954年生まれ．生後3カ月で内斜視を発症し，乳児内斜視の診断のもと，2, 3, 7歳と3回の斜視手術を受け，わずかに内上斜視を残す状態となった．矯正視力は両眼とも1.0，潜伏眼振を伴い，立体視はなく素早い交代視で対処していた．48歳を前に眼の疲れや遠くが見えにくく運転に困難を覚えたため（絶え間ない交代視のため世界が小刻みに震えて見えるとの記載）眼科医を訪れたが，両眼視なしと確認されただけ．やむなく検眼医を受診した．数年にわたる訓練を受けてrandom dot stereogram（RDS．単眼の手がかりが少ない立体視検査．連載⑤参照）で立体視を得るまでに改善する．

米国では眼科医ophthalmologistが斜視手術を，検眼医optometristが眼鏡処方を担当する．発達検眼医は検眼学による視能矯正を行い，日本の視能訓練士の業務に似る．著者の受けた運動面の訓練を紹介する．内上斜視をプリズム眼鏡で矯正し毎日自宅でも訓練を行った．

①衝動性眼球運動（saccade）の訓練．部屋の四隅に異なる数字のカードを1枚ずつ張り，人が読みあげた数字に瞬時に眼を向け数秒固視する．内斜視患者では眼と頭の動きが独立せず，眼を動かすときに頭も同時に動く．眼のみ動かせるよう練習する．

②滑動性追従運動（persuit）の訓練．ロープで天井からつるしたボールやコインの振子様の動きを，片眼ずつ，頭を動かさないよう注意して追視する．

③不安定なボードの上に乗って字を読む訓練．たとえば平均台に乗るなど体のバランスをとる必要に迫られると前庭器官が活発に働き，視線の安定につながる．前章で紹介した宇宙から帰還後に動揺視を自覚した宇宙飛行士とは彼女の夫であり，彼の訴えに彼女は斜視の自分との共通点を見出して考察を加えた．

④周辺視野を使う．1m四方のボードの中心より放射状に広がる線分があり，線上に多数の光る点が同心円状に配置されている．一つの点が光る→見つけて点を手で押す→別の点が光る→手で押す，これを繰り返す．

これまで別々に使っていた中心視野と周辺視野を連携して使えるようになった．運動視差（連載⑥参照．自分が動くとき，固視点より近くは反対方向へ，遠くは同側へ動いて見える現象）やオプティカルフロー（連載⑫参照．運動時の網膜上の像の流れ）は本来単眼の手がかりとされているが，それらを認知する力も高まった．訓練後に固視が安定し，眼の方向をコントロールできるようになったと記している．P系細胞は中心窩に，M系細胞は傍中心から周辺部に多い（連載⑨⑩参照）．一連の訓練は眼球運動や周辺視野などM系の能力，上丘を含む膝状体外系や前庭の機能を鍛えることでP系と連携しやすくなったと考える．

■ 1＋1＝無限大

そしてある日，運転席でハンドルが宙に浮いて見えるのに気づき，ハンドルの周囲になにもない空間が広がっているのに驚く．単に立体的に見えただけでなく，物を取り巻く空間の広がりを実感したり，物の輪郭がくっきり見えるようになったり，さまざまな描写はユニークで興味深い．RDSで立体視可能になるのはそれから随分あとである．ただしRDSの視角や視差について言及はなく，眼科で行う視差1°以内の検査より立体視しやすかった可能性がある．彼女は自身で考察する．「潜在的に能力のあった両眼視細胞が，両眼から同時に均等に刺激を受けることで神経回路に変化が起こり両眼視細胞として機能しはじめたのではないか．この変化には，大脳皮質だけではなく，前脳基底部*への刺激も必要ではないか．」（*前頭葉底面にある発生学的に古い部分．脳全体の活動を調整することで脳の可塑性，学習，記憶，睡眠など基本的行動に影響を与える）

M系の感受性期間は生直後から10カ月頃までで，それ以後の訓練は効果がないと考えられてきた（連載⑱参照）．著書には長期訓練により立体視を獲得した成人が多数登場する．上記の訓練でM系が鍛えられ，運動性融像や周辺視野の機能がよくなれば，日常でもっと両眼を使いやすくなると考える．

文　献

1) スーザン・バリー（宇丹貴代美訳）：視覚はよみがえる―三次元のクオリア．筑摩書房，2010
2) 久保田伸枝：斜視視能矯正．視能学（丸尾敏夫，久保田伸枝，深井小久子編）．第2版，p407-409，文光堂，2011

23. 網膜異常対応・感覚適応

■ はじめに

周囲の環境の変化や身体の病的異常に伴う入力変化に対して，適応し行動しやすくする力を脳はもっている．水平斜視に起こる異常対応や回旋斜視に起こる感覚適応も，ある意味では環境に適応する力と考えられる．脳の神経回路の形成期に，正しい視覚刺激を受けると，遺伝子に組み込まれた設計図通りに回路は形成される．視覚刺激が正しいものでない場合には，設計図と異なる回路を作ったり，感覚の受け取り方を変えたりして脳は対処している．

■ 網膜異常対応（anomalous retinal correspondence：ARC）

幼少時に左眼に2°の内斜視が起こるとする（**図1**）．正面の座標の原点0を固視するとき，0は右眼中心窩と左眼中心窩より2°鼻側に投影される（赤丸）．左眼中心窩には原点0より右に2°ずれた点2'が映る（青丸）．掛け違えたボタンのように，左眼では他の点もすべて2°鼻側にずれた場所に投影される（**図1a**）．このずれは外側膝状体・後頭葉第一次視覚野（以下，V1）に情報が進む際にも引き継がれる（**図1b, c**）．

眼位が正位ならば，両眼の対応点に同じ像が映る（連載⑭参照）．視交叉以降，両眼の対応点からの情報は隣りあうように併走し，V1でも隣りあう場所に到達する（**図1d**）．右眼・左眼優位コラム内の細胞が，コラム境界の共通の細胞に情報を送る．この細胞は両眼から視覚刺激を受けることで両眼視細胞として育つ（育つ前の細胞を両眼視細胞の卵とよぶこととする）．両眼視細胞の卵を介して，左右眼コラムの細胞はペアの関係を深めていく．網膜正常対応（normal retinal correspondence：NRC）とよばれる関係はこうして成立していき，中心窩

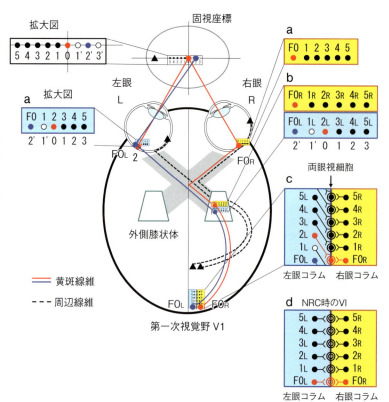

図1 異常対応成立の機序
左眼2°の内斜視を示す．座標の原点0を固視するとき0は右眼中心窩と左眼中心窩より2°鼻側に投影され（●），V1では右眼コラムF0Rと左眼コラム2Lに伝達される（c）．2Lの細胞は，同じ情報を持つF0R横の●に向かって軸索を伸ばして結びつき，◎を介して間違った相手とペアを作る．正しいペアではなく両眼視細胞の発育も正常ではなく，◎と区別して●で表す．

後天性 →回旋偏位・回旋複視自覚
先天性 →感覚適応→回旋偏位・回旋複視自覚なし

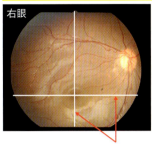
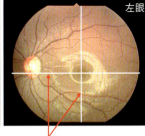

右眼　　　　　　　　　左眼

外界から投影された水平線・垂直線

図2　大角度の外方回旋斜視に起こる感覚適応（右眼）
中心窩を通る直線は，外界から投影された水平線・垂直線を表す．右眼外方回旋が先天的に存在すると，この異常な状態をもとに水平・垂直方向を定める感覚適応が起こる．

をはじめ両眼の対応点に映る像を，空間の同じ方向に認識するようになる．すなわち共通の視方向をもつようになる．両眼の中心窩情報をもつ細胞が正しい両眼視細胞を介してペアを作るとき，もっとも高度な立体視の能力を獲得する．60秒未満のわずかな視差を検出できる視差感受性細胞が育ち，精密立体視が可能となるが，基礎となるのは視差0を認識できる細胞である．

左内斜視において原点0の赤丸情報はV1では右$F0_R$と左2_Lに伝達される（図1c）．左眼コラム2_Lの細胞は，同じ情報をもつ$F0_R$横の両眼視細胞に向かって軸索を伸ばして結びつき，両眼視細胞の卵を介して間違った相手とペアを作る．本来の正しいペアではなく両眼視細胞も正常ではないため，区別して◉で表す．

神経回路の形成期において，細胞は初期には不必要なほど広い範囲に軸索を広げておき，実際に届く刺激にあわせて軸索の範囲を絞る「刈り込み」という現象をみせる（連載⑯参照）．正しい視覚刺激が届けば設計図通りに回路の形成が進むが，左内斜視のために予定外の視覚刺激が伝達されると，設計図と異なる回路が作られると考えられる[1]．一度間違いペアが成立すると，異常な視覚刺激が続くほどペアの関係は強くなっていく．健眼中心窩と斜視眼の道づれ領（ここでは2°鼻側にずれた点）が同じ視方向をもつ状態を網膜異常対応とよぶ．小角度の斜視が発育期に持続すると起こりやすい．

微小斜視（microtropia）とよばれる病態がある．10⊿以下の斜視・軽度の弱視・網膜異常対応・周辺融像によるおおまかな立体視（480〜3,000秒）などを特徴とする[1,2]．上記のような過程で成立すると考えられる．NRCのような強い関係ではなく，患眼の中心窩や道づれ領に抑制がかかりやすいため，両眼視検査の種類によって得られる結果は異なる．原発性と続発性がある．後者は乳児内斜視術後や調節性内斜視の矯正後など，大角度の斜視の治療後に小角度の内斜視が残ると起こりやすい．

大角度の斜視では異常対応より片眼抑制を示すことが多い．図1とは異なるが，左眼内斜視の角度がもっと大きく，仮に網膜周辺部の▲が映るあたりに原点0が映るとするとV1で原点0の情報が届く場所は右$F0_R$と左▲部と解剖学的にかなり離れている．そのため間違いペアは成立しにくい．ただし少数だが報告はある．

■ 感覚適応（sensory adaptation）

片眼の上斜筋麻痺があると，その眼の上斜視と外方回旋斜視が起こる．上斜視については，健側に頭を傾けると偏位が減るため，後天性，先天性とも健側に頭を傾ける代償頭位をとる．回旋斜視について，後天性の滑車神経麻痺では回旋偏位の自覚（水平の窓枠が傾いて見えるなど）や回旋複視に悩まされる．しかし，先天性上斜筋麻痺で生下時より回旋偏位があると，異常な状態に合わせて水平・垂直方向を定めて認識するため回旋偏位を自覚しないことが多い[3,4]（図2）．これを感覚適応とよぶ．固視は中心窩であること，回旋方向の融像幅が外方回旋・内方回旋方向にそれぞれ10°程度と広いことから，両眼視はある程度認められる．

このような患者が成長後に斜視手術を受けると，術後回旋偏位が正常化するにもかかわらず像の傾きを訴えることがある．外界から投影される水平・垂直線が，これまで基準としていた水平・垂直線から回転したことによる．徐々に新しい状態に再適応していき，像の傾きの自覚はなくなる．感覚適応は先天性に多いが，後天性でも起こる．

脳の神経回路の作り方や使い方については，大まかな予定図を元にしているが，周囲の環境や自身の体の異常に伴う入力異常にあわせて，それを変化させ，異常の影響を抑えている．

文　献

1) Tychsen L：Binocular vision. In：Adler's physiology of the eye（ed by Hart WM），Mosby, St Louis, p827-829, 1992
2) 長谷部　聡：微小斜視について教えて下さい．弱視・斜視のスタンダード（不二門　尚編），眼科診療クオリファイ22，p182-184，中山書店，2014
3) von Noorden GK：Cyclovertical deviations. In：Binocular vision and ocular mortility, 4th ed, p340-350, CV Mosby, St Louis, 1990
4) 雲井弥生，呉　雅美，張野正誉：回旋矯正術後，両眼視機能の改善した先天性上斜筋麻痺の1例．眼紀 49：611-615, 1998

24. 立体視と生活・職業

■ はじめに

立体視が日常生活や職業とどうかかわるかを考える．眼科で行う Titmus Stereo Test（TST）などの静的立体視検査では立体視不能であっても，大型画面の 3D 映像では立体視可能の例がある[1]．3D 立体映像の視聴に関する実態調査[2]では，呈示方法によって立体視の有無に差が出ること，恒常性斜視でも立体視可能な例のあることが報告された．特殊免許取得時の深視力判定に使われる三杆法，それを応用した顕微鏡下の三杆法について説明する．

■ 接近するボール

接近するボールを見ているとき，両眼と後頭葉第一次視覚野（以下，V1）でどのような情報処理が行われているだろうか（図1）．

a. ボールの網膜像の拡大
b. ボール像の耳側への移動：像は網膜上を常に耳側にずれ，それを中心窩でとらえようとして輻湊運動が続く．刻々と両眼視差が変化する．
c. 輻湊角（両眼とボールのなす角度）の増加

a，b，c の要素は，単眼情報としてもボール接近の情報になるが，V1 の両眼視細胞◎内で情報が合流して，像の動きの方向や速度の差などの両眼情報を生み出し，複合的に作用する．ボールの接近に伴い，三つの要素は加速度的に大きくなる．網膜神経節細胞 Pα（Y）や V1 とそれ以降に存在する方向選択性細胞（連載⑩⑪⑫参照）など M 系細胞の活動により三次元情報として再構

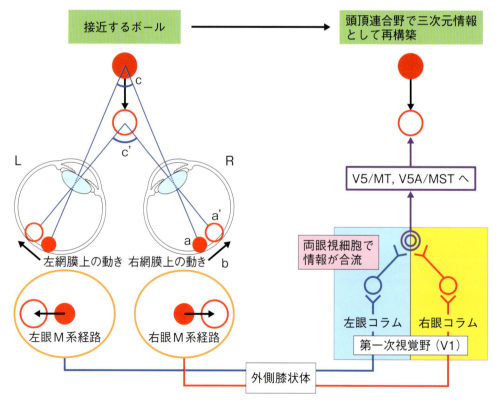

図1 接近するボール
ボールを見るとき，像の拡大（a），像の耳側への移動（b），輻湊角の増加（c）が起こる．M 系経路がこれらの情報を V1 以降の両眼視細胞に伝え，頭頂連合野で三次元情報として再構築される．

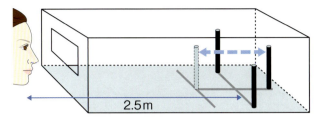

図2 三杆法
中央の棒は前後に約100mmずつ動く．棒と同じ高さの窓からのぞき，3本が並んで見えるときに手元のボタンを押す．複数回の平均誤差が20mm以内を正常範囲とする．

築され，接近するボールとして頭頂連合野（後頭頂葉）で認識される．このように動的立体視（あるいは奥行き運動知覚，連載⑤参照）には周辺視野や眼球運動も含み，さまざまな要素が関与する．

■ 3D映像

幼少時発症の内斜視（乳児内斜視を含む）の術後でTSTではfly（視差約1°）の立体視不能の患者の中に，3Dアトラクション（遊園地やアミューズメントパークの大画面の立体映像）で立体視できる例がある[1]．要因として大画面であること，立体刺激として周辺視野も含めた大きな範囲に大きな視差（3°程度）をもつ立体刺激であること，視差の大きさや範囲が変化する動的刺激であることが考えられる．弱視斜視患者，正常者の3D映像での立体視をアトラクション，映画，テレビ，ゲームで比較した多施設共同研究[2]でも同様の結果が得られている．しかし，逆にflyで立体視可能だが，3D映画で立体視できない例があるとしている．映画では，眼精疲労を避けるために視差1°以内，交差性の飛び出し刺激より，同側性の引っ込み刺激が推奨されたことも一因とされる．多くの人が3D映像を楽しむためには，視差の呈示位置や方法により差があることに注意し，M系要素や運動視差など単眼の手がかりを含む3D視覚刺激の検討が必要である．

■ 三 杆 法

特殊な車や航空機などの免許取得時の両眼視機能評価に，三杆法による深視力検査が使われている（図2）．ちなみに普通車免許の規定は視力のみで，両眼矯正0.7以上，片眼矯正0.3以上，片眼矯正が0.3未満の場合は他眼に150°以上の視野が必要となる．旅客運送に必要な二種免許，トラック・バスなど中型以上の免許では深視力検査が課せられる．箱の中に設置された3本の棒を，2.5mの距離から側面の窓を通して見る．両端の2本は固定され，中央の棒のみ前後に約100mmずつ動く．3本が並んで見える際に手元のボタンを押す．複数回（車—3回，航空機—5回）行い，平均誤差が20mm以内を正常範囲とみなす．検査結果は，Randot Stereotestを用いて3mで行った遠見立体視検査の結果と強い相関を，TSTやTNO testなど近見立体視検査の結果とも相関を示したと報告されている[3]．

旅客機の操縦士の規定はさらに厳しい．片眼矯正0.7以上，両眼矯正1.0以上の遠見視力（屈折度数±8Dを超えないレンズで矯正可能であること），業務に支障をきたす斜視や両眼視機能の異常がないこと，2D以上の不同視がないことなどが要求される．斜視のプリズム矯正下，不同視の屈折矯正下に三杆法含め上記の規定に適合できれば可としている（航空医療研究センター航空身体検査マニュアルより抜粋）．

■ 顕微鏡下の立体視

医師であれば眼科医になれるが，両眼視機能が安定しているほうが楽な場面が多い．診療に細隙灯あるいは手術顕微鏡など顕微鏡が不可欠であり，奥行きを測りながらの操作や手技を要求される．顕微鏡下の奥行き感覚を測定できる三杆法（M三杆法）の開発をもとに，従来の両眼視，立体視検査との比較研究が行われ，M三杆法で誤差が大きい例では，感覚性および運動性の融像域が狭いと報告された[4]．私事で恐縮だが，眼科に入局後，顕微鏡下での融像ができず，複視に苦しみながら手術助手として糸を切った半年間の経験がある．ある日突然二つの角膜像が融合して一つになり，像が平面から立体に切り替わった瞬間の感動は忘れられない．弱視・斜視治療で両眼視機能は同時視→融像→立体視へと段階的に改善することが多い．通院する子どもたちにも三次元の感動を体感してほしいと願っている．病気や発見の時期によっては精密立体視の獲得が困難なこともあるが，この連載で紹介した多くの細胞や脳の部位に正しい視覚刺激を届けて活性化させることが，三次元空間での行動の改善につながると考える．拙文が三次元の世界や弱視・斜視分野への興味の入り口になれば幸いである．

文　献

1) 遠藤高生，不二門 尚，森本 壮ほか：内斜視術後患者における3D映像の立体感．臨眼 **67**：1489-1494, 2013
2) 仁科幸子，若山曉美，三木淳司ほか：臨床研究 3D立体映像の視聴に関する実態調査：多施設共同研究．日眼 **117**：971-982, 2013
3) Matsuo T, Nagayama R, Sakata H et al：Correlation between depth perception by three-rods test and stereoacuity by distance random stereotest. *Strabismus* **22**：133-137, 2014
4) 平井教子，阿曽沼早苗，大澤 結ほか：顕微鏡下における立体視機能の検討．眼臨紀 **2**：149-152, 2009

【著者略歴】
1982年 神戸大学医学部卒業・大阪大学眼科学教室入局．1984年 大阪大学眼科大学院入学．高次神経解剖学教室で網膜の神経ペプチドの研究を行い1988年卒業．1988年 淀川キリスト教病院眼科赴任，以後現在まで斜視弱視外来を担当．卒後30年を過ぎ，とっつきにくい弱視・斜視治療の魅力を伝えたいと活動中．各学校で講師をつとめた．大阪医療センター附属大阪視能訓練学院（1994〜2009年），大阪医専視能療法学科（2010〜2017年），大阪人間科学大学医療福祉学科視能訓練専攻（2013〜2015年）．

三次元世界に生きる
―二次元から三次元を作り出す脳と眼―

2018年12月3日　第1版第1刷発行 ©

著　者	雲井　弥生
発行者	山田　耕
発行所	株式会社 メディカル葵出版

〒113-0033
東京都文京区本郷2-39-5
　片岡ビル5階
電話（03）3811-0544（代表）
ホームページ http://www.medical-aoi.co.jp

印刷所　株式会社 教文堂

乱丁・落丁の際はお取り替えいたします．
ISBN978-4-89635-243-6